演讲与口才

（第2版）

主 编◎袁甜桂　陆　静　马　超
副主编◎易太云　李　霞　李　雯
　　　　陆李莉　李西茜

北京理工大学出版社
BEIJING INSTITUTE OF TECHNOLOGY PRESS

内 容 提 要

全书内容分为9个模块，包括口才概述、演讲口才、口才艺术、社交口才、论辩口才、朗诵口才、公关口才、谈判口才、求职口才等方面的内容。书中列举了大量案例，使本书既有趣味性，又兼具实用性，突出了注重强化专业技能和素质培养的职业教育特色。

版权专有　侵权必究

图书在版编目（CIP）数据

演讲与口才 / 袁甜桂，陆静，马超主编 . --2 版 . -- 北京：北京理工大学出版社 . 2022.12 重印

ISBN 978-7-5763-0795-5

Ⅰ . ①演… Ⅱ . ①袁… ②陆… ③马… Ⅲ . ①演讲 – 教材②口才学 – 教材Ⅳ . ① H019

中国版本图书馆 CIP 数据核字（2021）第 267001 号

出版发行 / 北京理工大学出版社有限责任公司
社　　址 / 北京市海淀区中关村南大街 5 号
邮　　编 / 100081
电　　话 /（010）68914775（总编室）
　　　　　（010）82562903（教材售后服务热线）
　　　　　（010）68944723（其他图书服务热线）
网　　址 / http://www.bitpress.com.cn
经　　销 / 全国各地新华书店
印　　刷 / 定州市新华印刷有限公司
开　　本 / 889 毫米 × 1194 毫米　1/16
印　　张 / 10
字　　数 / 190 千字
版　　次 / 2022 年 12 月第 2 版第 2 次印刷
定　　价 / 32.00 元

责任编辑 / 陆世立
文案编辑 / 陆世立
责任校对 / 刘亚男
责任印制 / 边心超

图书出现印装质量问题，请拨打售后服务热线，本社负责调换

Preface 前言

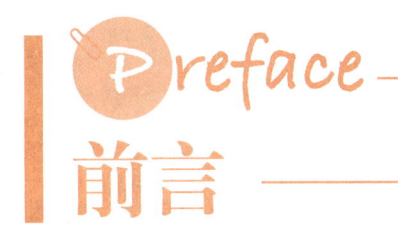

古人云：一言之辩，重于九鼎之宝；三寸之舌，强于百万之师；良言一句三春暖，恶语一句六月寒。古代很多名人名言及重大历史事件都无不说明口才及说话的艺术与技巧对于我们的生活是多么的重要。

说话是人们的本能，是最基本的表达沟通方式。语言是人与人之间沟通的桥梁，是人类最重要的交际工具，是人们进行沟通交流的各种表达符号，人们借助语言保存和传递人类文明的成果。一个人语言的能力，又叫作演讲与口才能力。口才在如今的社会非常重要，一个很有才能的人，如果没有好口才，就不能把自己所想很好地表达出来，也就很难得到别人的肯定与认可。在我们生活中，能否与别人有效地沟通，意味着你能否处理好与家庭、朋友、同事等各种人际关系。良好的演讲与口才能力，能够帮助我们减少不必要的麻烦，能够帮助我们更好地生活与发展事业。

没有人是天生的语言大师，真正的演说家或是具有优秀口才的人，往往需要机遇和客观环境造就而出，需要不断地开拓视野，提高思维的敏捷性。职业教育承载着提供并满足社会需求的各色人才的重任，是培养为社会直接创造财富的高素质劳动者和专门人才的教育。为此，职业院校不仅要教授学生专业技能，也同样需要培养学生的综合素质，培养出敢于表达、擅于表达和沟通，能够真正表现出自身价值的优秀人才。

在实际的教学中，虽然很多职业教育院校开办了与众不同的演讲与口才课，但由于教学的形式不够新颖、课时设置有限等原因，不能吸引学生积极参与，再加上学生的积极性不够，经过实际的努力，学生的表现往往没有明显提高。本应充满乐趣，开创思维运转，提升学生交流能力的口才课达不到预期的效果，造成该学科的设立形同"鸡肋"。

本书"以学生为主体，以老师为主导，以训练为主攻"，重点从加强基本技能训练、实践性技能训练、创造性思维训练等几方面进行创新，让学生以后在工作生活中"敢说、能说、会说"，使学生顺利通过"口才关"。

本书分为9个模块。主要包括口才概述、演讲口才、口才艺术、社交口才、论辩口才、朗诵口才、公关口才、谈判口才和求职口才。此外，本书的一大特点是理论与实践并重，既注重口语理论知识的学习，又涉及口语提高的基本途径、语言素养的培养以及操作技巧。注重联系语言交际实际，突出案例分析和实践训练，具有较高的应用价值。

在人的一生中，人际交往能力不可忽视，而语言表达能力这一"润滑剂"又是决定人际关系好坏的重要因素。因此，在知识经济时代，良好的口语交际能力是人们立足于社会的筹码。求职面试需要对答如流，交际演讲不能语无伦次，宣传必须一语中的。个人之间的对话交流、国家之间的外交往来、国家威信的建立、民族形象的塑造等，都彰显了演讲与口才的重大作用和意义。

本书由重庆市第二交通技工学校袁甜桂、广西理工职业技术学校陆静、德州市职业教育发展中心马超主编，由重庆市第二交通技工学校易太云、广西机电职业技术学院李霞、广西机电职业技术学院李雯、广西理工职业技术学校陆李莉、冠县职业教育中心学校李西茜任副主编。

本书编写的主要目的在于培养职业院校学生优秀的口头表达能力，提高他们的综合素质和创造性思维水平，以求学生毕业后能更好地胜任相关工作。

编 者

Contents 目录

第一模块 口才概述
第 1 单元　口才的内涵　　　　　　　　2
第 2 单元　口才必备素质　　　　　　　11
第 3 单元　口才的训练技巧　　　　　　17

第二模块 演讲口才
第 1 单元　演讲的概念　　　　　　　　27
第 2 单元　演讲准备　　　　　　　　　32
第 3 单元　演讲技巧　　　　　　　　　38

第三模块 口才艺术
第 1 单元　采访的口才艺术　　　　　　52
第 2 单元　推销的口才艺术　　　　　　55
第 3 单元　律师的口才艺术　　　　　　61

第四模块 社交口才
第1单元　推销的口才艺术　　　　　　　66
第2单元　常见的社交艺术　　　　　　　70

第五模块　论辩口才

第1单元　论辩概述　79
第2单元　论辩的技巧　84
第3单元　论辩赛　89

第六模块　朗诵口才

第1单元　朗诵概述　95
第2单元　朗诵的技巧　98
第3单元　常见体裁的朗诵　103

第七模块　公关口才

第1单元　公关口才概述　107
第2单元　公关口才技巧　111
第3单元　特殊公关口才的技巧　115

第八模块　谈判口才

第1单元　谈判概述　118
第2单元　谈判口才的技巧　123
第3单元　几种常见的谈判口才　129

第九模板　求职口才

第1单元　求职口才概述　142
第2单元　求职前准备　145
第3单元　求职口才技巧　150

参考文献　154

第一模块

口才概述

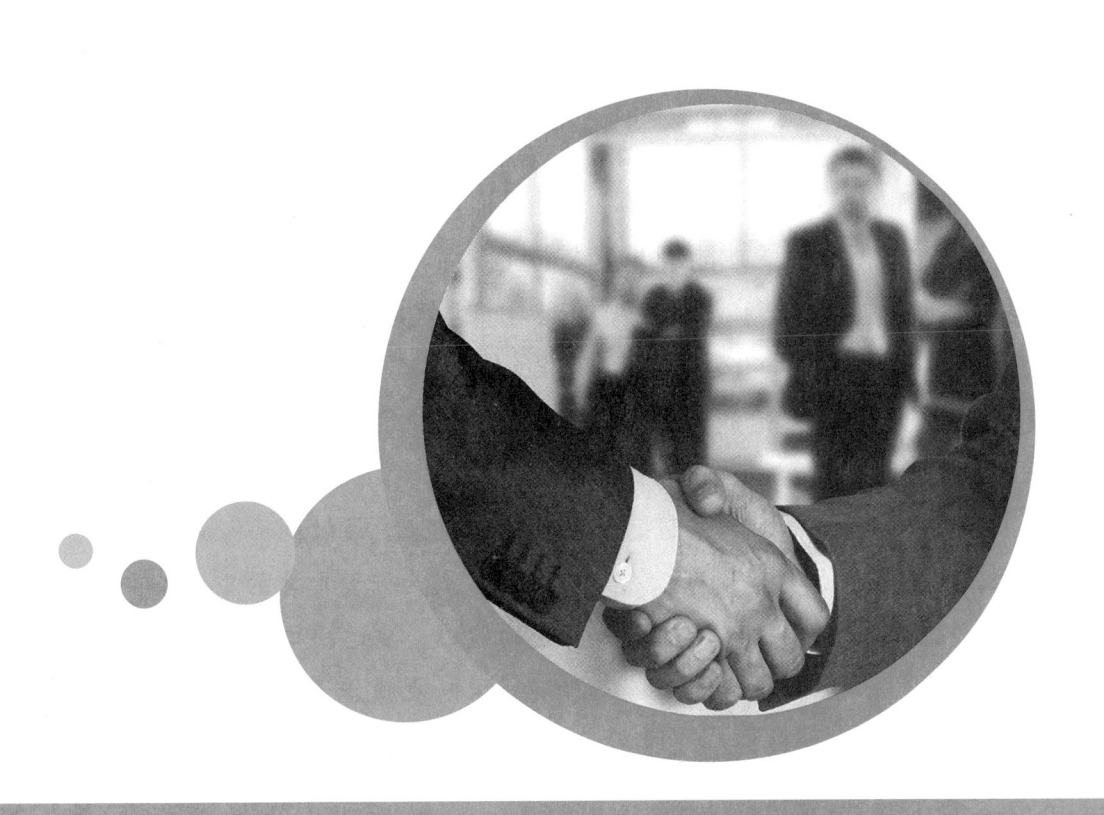

本模块概述

　　口才是指说话的才能，即指人们在生活、学习和工作中，运用口语迅速、准确、巧妙、生动地表达思想感情和进行交流的能力。本模块主要就口才的内涵、口才的必备要素和口才的训练技巧等方面的相关知识进行介绍和讲解。

教学目标

　　1.掌握口才的定义、基本要素、特征作用及其基本要求。
　　2.了解口才的基本素养和最佳知识结构。
　　3.熟悉口才的勇气训练、选题训练和应变性训练。

第1单元　口才的内涵

一、口才的概念

有口才的人，与人交谈时能善谈、善赞、善劝、善评，给人以亲切感，并令人赞赏；面对众人演讲可滔滔不绝，口若悬河；进行论辩，一针见血，针锋相对；回答问题，有条不紊，对答如流。因此，口才是指说话的才能，即指人们在生活、学习和工作中，运用口语迅速、准确、巧妙、生动地表达思想感情和进行交流的能力，也就是常人所讲的"会说话"。

衡量一个人是否具有口才，至少应当满足以下三个条件：

> 在交际中必须具有较强的口头表达能力，即能熟练地运用语言技巧并具有灵活机智的应变能力，这是平时口才中最强调的一点。
>
> 在交际中始终具有明确的对象意识和清醒的语境意识。讲话应该做到因人而异，话循境发。因此，"到什么山上唱什么歌，见什么人说什么话"成为衡量口才的重要条件。
>
> 交际中还必须具有较高的领悟能力，即理解和接受的能力。要运用口才及时地进行有针对性的对答、论辩、还击的根本前提，就是准确地听话，深刻地领会交际对象的话语内涵。

总之，口才作为口语交际现象，必须把它放在整个交际过程中来考查和研究，才能对口才有一个全面、准确的认识。

二、口才的基本要素

1. 口才的主体要素

在人际交流过程中，要讲好一席话，首先要有良好的口才，而口才的主体要素即口语表达者必须具备以下的能力和要素：

（1）调整场合和控制情绪的能力　在口语表达中往往会发生一些生疏、复杂乃至意外的情况，这必然会造成口语表达者情绪、情感上的巨大波动，或是兴奋有余，或是恐惧担忧，这都可能形成口语表达的障碍。因此，口语表达者必须具有控制自己情绪、情感的能力，使之具有确定的方向并与口才表达的内容、语境气氛相协调。这是一种自我开启的主观方面的调节控制，可以抑制和克服消极性心理的影响和干扰，保障主体主动适应各种时空交流情境的需要，在任何情况下充分发挥自己的优势和潜力，才能获得良好的表达效果。另外，口语表达主体还须对时间、地点、场合、特定对象等客观因素的特点，做出种种有利于自身口语表达的部署和安排，即客观方面的调节控制，以保证口语表达的集中性、得体性、巧妙性和策略性。

（2）把握说话内容方向的能力　一般来说，口语交流在表达之前大都有一定的整体设想，对口语表达起着定向和引导作用，即口语表达者总是根据自己特有的思想感情、思维方式、理想情操、文化修养和具体语境等主客观条件，将自己感知、认识中内化积淀的信息，进行加工提炼，并将编码转换成有声语言表达出来。另外，在具体的口语表达过程中，往往会出现一些出乎意料的情况，而具有宏观与微观上把握表达内容和话语方向能力的表达者，就可以重新选择、调整和确定有关内容，并用自觉的"意志行动"去保证自己交际目的的实现。

（3）较好的文化修养和较强的应变能力　较好的文化修养是口语表达艺术的基础。口语表达者的文化修养结构主要包括思想品德修养、文化学识修养和艺术才能修养三个方面。要想做个成功的口语表达者，首先必须加强自身多方面的综合修养。自身综合修养的不断提高，必然会使口语表达日益进步。应变能力，就是口语表达者针对具体交流情境中出现的不利因素，临场机敏地调整内容，巧妙地变换形式、技巧，以适应事物发展变化的快速反应能力。口语表达过程实质上是综合多种因素而形成的整体功能系统，其中任何一个因素的不协调都可能导致口语表达的失败。各种各样的问题、听众、场合等因素常常使具体的言谈过程变化无穷，或是出现意外情况，或是有听众发难，或是自己防不胜防的过失，只有有效地运用应变技能，才能"化险为夷"，在口语表达中成功地对付意外，使自己免于难堪的处境和局面。

（4）较好的形象思维和逻辑思维能力　形象思维能力是以想象和幻想为基本手段，通过生动的形象创造来揭示事物的本质及其内在规律。形象思维不仅多用于叙事性的口语表达，在抽象论理性的口语交流中，用形象的类比取代抽象的说理，用生动的事例取代烦琐的论证，都可以使口语表达更生动、更感人和更具说服力。逻辑思维能力是以概念、判断、推理来反映、揭示事物本质和规律的思维形式。在口语表达中，表达者常常要对说话的材料、所论对象进行梳理、分解、归纳、组合、概括、推导等一系列工作。这些都可以运用逻辑思维能力，使言谈概念明确、判断准确、推导正确，论证严谨有力，清晰、准确地表达观点，以强大的逻辑力量征服听众。

（5）较成熟的心理素质心理素质　主要是指表现在人身上的那些经常的、稳定的、本质的个性心理特征，包括人的气质、性格、兴趣等。成熟的心理素质，不仅可以使口语表达产生积极的效果，而且是形成独特的口语交流风格的重要因素之一。

2. 口才的客体要素

在人际交往中，口语表达者要达到理想的交际目的，就必须了解口才的客体要素。口才

第1单元　口才的内涵

的客体要素，一般来说是指口语表达的对象和口语表达的环境，具体来说包括以下几方面。

（1）口语表达的对象　"射箭要看靶子，弹琴要看听众"，不同的表达对象有着各自不同的状况，同一个表达对象在不同的时境中也在发生着变化，口语表达者如果不考虑对象的情况，就很难取得良好的表达效果。

1) **年龄性别方面的差异**　年龄的长幼不同，人生的经历、阅历和人生体验也不同。

> 未谙世事的孩子思维直观形象，喜欢形象、简易、富于幻想色彩的口语表达。
> 青年人生活丰富多彩，喜欢时代感强、富于哲理、节奏快的口语表达。
> 中年人肩负事业和家庭重担，看重事业、讲究务实，要求表达朴实、明快、实用。
> 老年人的人生体验最丰富，他们喜欢稳重、含蓄、谦逊的口语表达。

2) **性别方面的差异**　由于生理因素和实践范围的不同，也就产生了男女不同的心态和接受习惯。

> 男士一般坦诚直率，要求口语表达开朗奔放。
> 女士则文静、情感细腻，因而喜爱期望口语表达温和、婉转。

3) **心理方面的差异**　口语表达对象的心理状况主要包括性格、气质、心境、需求、兴趣等。人的一切实践活动都是在心理活动支配下进行的，口语表达是表达主体与表达对象之间心灵与心灵的交流，因此表达对象的心理状况必然会对口语表达过程施加积极或消极的影响。

> 不同性格、气质的人，对口语表达有不同的要求。脾气暴躁的人喜欢温和、婉转的口语表达；生性怯懦的人讨厌粗暴、强硬的口语表达；性格外向的人对开朗、活泼、直率的口语表达感兴趣；性格内向的人则对沉静、稳重、坦诚的口语表达易于接受。表达对象心境舒畅愉快时，就乐于接受幽默、轻松的表达；表达对象心境烦躁、消极时，则对镇静、安详的话题乐于接受。
>
> 人们不同的需求与兴趣，对口语表达的内容也有不同的期望。努力进取的人，希望得到事业、工作上的指导与建议；生活困难者希望得到脱贫致富方面的消息；书画爱好者、棋迷、球迷、歌迷，都会希望讲些自己爱好的事物，从而产生"兴奋点"。表达者须对表达对象的兴趣充分考虑，才能在表达主体与对象之间产生共鸣，奏出和弦。

4) **职业地位方面的差异**　职业不同的人，头脑中所具有的信息类型也不一样。一般情况下，他们对自己专业相关的话题较为敏感，这也是触动其心灵热点并引发共鸣的话题。人们常会在自觉或不自觉中使自己的言谈带上职业色彩，这正是所谓的"三句不离本行"。借助符合对方职业专长特点的语言，会为表达者切入有关意图的交谈创造良好的契机。

第一模块　口才概述

5）社会地位方面的差异　社会地位不同，对口语表达也会产生不同的需求。

社会地位高的人，关心的较多的是事业、前途、社交方面的内容；社会地位低的人对自己的生活、工作和周围的事物较为关注。

领导者一般注重表达的政策性和准确性，一般老百姓则对这些顾忌不多。对一位领导纵声谈笑，争吵不休，显然失礼；对一般群众，颐指气使，傲慢骄矜，对方也会产生逆反心理。

表达主体在考虑表达对象的社会地位时，首先，要弄清自己的身份和地位，以便把握自己的"角色"以恰当的身份与表达对象说话。其次，要在了解对方的职业地位后，选择适当的内容和形式与之交谈，否则就会出现失礼、失节的口语表达，从而引起麻烦。

6）文化教养方面的差异　文化教养是指表达对象的文化修养及受教育的程度。其所受教育，非专指学校教育，而是表达对象的全部学识的总和。

文化修养高的人喜爱典雅、庄重的语体，注重口语表达的精确性。

文化水平低的人，则喜欢直来直去、通俗简略的表述，使用典雅语体则有卖弄之嫌。

口语表达是交际双方参与的言语活动。口语表达者只有通过观察、了解，把握口语接受者的文化教养等差异，才会在表达内容和表达技巧上做出相应的选择，才能取得良好的效果。

（2）口语表达的环境　口语表达是在一定的语言交际环境中进行的，其具体环境是以时间为经、以空间为纬交织而成。表达主体必须注意与表达环境相适应，并能根据具体情况巧妙地控制、设计和利用语言表达环境，以增强口语表达效果。构成口语表达环境的要素主要有以下方面。

1）场合环境　场合环境是指口语表达的具体地点、情境，这是口语表达的微观背景。

从性质方面看，场合有正式场合与非正式场合之分。正式场合是从事公务活动的庄重场所，如演讲、谈判等，这种场合口语表达要斟酌字句，准确规范；非正式场合即日常交往中宽松、随便的场合，口语表达宜平易、通俗、幽默，如果一本正经，就显得不适宜了。

从氛围方面看，场合有喜庆与悲痛之分。如在节日、联欢会等喜庆场合，口语表达应轻松、诙谐一些；在追悼会、探视病人等场合，口语表达则应庄重、严肃一些，要有所避忌。

从对象方面看，场合有大小之分。场合大，声音要洪亮，手势动作可大一些；场合小，口语表达较为自由一些，既可低语，又可朗声谈笑。

场合环境对口语表达的影响比社会环境更为直接，口语表达必须能动地适应场合的需求才会有良好的效果。

2）社会环境　社会环境是由时代、社会、民族、地域、文化等因素构成的，这是口语表达的宏观背景。

第1单元　口才的内涵

时代是构成社会环境的主要因素。不同的时代有着不同的政治、经济、文化生活的内容和方式，所以口语表达必然会打上时代的烙印。今人说古话，语言不能与时代"共变"，就会成为落伍者、不合时宜者。

不同的民族、不同的地域有着不同的风俗习惯、不同的文化，这也必然影响到口语表达。例如，美国人直率、中国人含蓄、德国人严谨、英国人灵活，因而对口语表达都有着不同的要求。

社会环境对口语表达的影响是多方面的。表达主体必须体现时代精神，符合时代的主旋律。

3）**时间环境**　时间环境就是对口语表达产生影响的各种时间因素。口语表达既要因人、因地制宜，也要因时制宜。

时间顺序有先后之别，因而对口语表达有一定的制约作用。例如，进行演讲比赛，排在后面的人就要考虑避开前面人所说的内容，否则就会令听众感到雷同、无新意。口语表达的对象在不同的时间里会呈现出不同的情绪状态，这种情绪状态直接关系到口语内容的接纳程度。

特定条件下的时间里会有着特殊的含义，对口语表达也有着特殊的要求。如战场上处于危险、紧张、关键的时刻，指挥员的口语表达既要简洁、清晰、洪亮，又要具有感染力和鼓动性；在重大的历史时刻，就要采用庄重、严肃、高亢、雄浑的口语进行表达。

4）**人际关系环境**　人际关系环境是指口语表达主体和对象之间构成的人际关系。人与人之间的关系是各种各样的，即使处于同一层次的关系之中，亲疏远近的程度也会有所不同，因此，在口语表达中必然使所讲内容与形式有所不同。表达主体总是同表达对象存在着一定的社会关系，如血缘关系、工作关系、朋友关系、临时社交关系等。根据不同的人际关系，选用与之适应的表达方式，才能使口语表达更得体。

总的来说，口语表达的实质是表达主体的主观因素与表达对象、表达环境的客体因素相结合的产物。任何成功的表达都是主体能动地适应客体的结果。能动适应的根本原则就是力求达到主客观因素的统一，即口语表达的内容和形式与表达对象和环境相统一、相协调。

三、口才的作用

1. 口才是一种处世能力

口才对社会交际有着重要的意义。在现代信息社会中，人们越来越重视社会交往，而社交能力的高低，其主要表现是说话艺术的功夫。有人说，"是人才未必有口才，而有口才者必定是人才",此言极是。现在,说话、演讲的能力已成为现代人必须具有的重要能力,更是创造型、开拓型人才的必备素质。大到解决国际争端,使之免于用刀动枪;小到邻里纠纷,一番劝解,便消除"战火",和好如初,口才的作用已渗透当代生活的各个领域。

口才作为一种重要的社交能力,将直接决定某人与他人成功相处和协作的能力,而这种相处和协作的能力又直接影响着其在人生道路上的成败。在任何行业里,人是成功的重要因素,只要拥有与别人相处的诀窍,成功的概率就高些,而这一切都离不开口才,口才被视为人生道路成败的决定性因素之一。

●知识库

> 伟大的革命导师列宁说过:语言是人类最重要的交际工具。历史和现实早已证明:有时说比写更容易成才,更容易展示自己的才能。这是因为一个人的成功85%是靠他的人际沟通和演说能力,只有15%跟他的专业技能相关。在现代社会中,良好的口才、语言表达能力,是别人正确认识自己、了解自己必不可少的一部分。很多人就是凭借其良好的口才,来获得事业的成功;也有很多人因自己的口才不佳而处处碰壁,尝尽苦头。

2. 口才是一门综合艺术

所谓口才,就是口语表达的才能,即善于用口语准确、贴切、生动地表达自己的思想感情的一种能力。语言的主要功能是沟通人与人之间的思想感情,只有将自己的思想感情准确地表达出来,才能为对方所了解而不致产生歧义。不过,仅"准确表达"还不够,因为人是有灵有肉的动物,而不是单纯接收和反馈信息的机器,每个人在不同的环境和心情下,对别人发出的信息所产生的感觉都不同。所以,要想让自己的话在对方思想上产生共鸣,必须考虑当时的语言环境,如场所、时机、对方的心情等。因为人的心情是受环境影响与制约的,因此,善于选择和营造恰当的语言环境,也是口才艺术的一项重要的内容。影响语言表达效果除了与语言环境和语言本身有关外,语调也不可忽视。所谓语调,是指语言的轻重疾徐,抑扬顿挫。这可视为一种辅助语言,因为它能间接地影响表达效果。此外,仪表、体态和神情动作也是辅助语言,能对表达效果产生影响。总之,口才是一门综合性的艺术,必须在各个方面协调配合,才能起到良好的效果。

3. 口才是一把"双刃剑"

口才有时还是一种锐利的进攻与防守武器。古人说:"一言兴邦""一言定国",这或许有点夸大其词。但"一言活人""一言杀士",则是完全可能的。

第1单元　口才的内涵

知识库

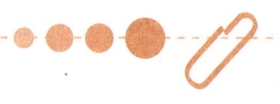

西汉时，有方士向汉武帝进献"不死之药"，却被诙谐派的文学家东方朔偷吃了。这可是"欺君之罪"，惹得汉武帝"龙颜大怒"，要砍东方朔的脑袋。东方朔说："如果'不死之药'是假的，犯欺君之罪的是献药之人，您何必要杀我呢？如果'不死之药'是真的，你杀我也杀不死，何必要杀我呢？"汉武帝一笑，东方朔的脑袋就保住了。在这个故事中，东方朔所表现的不仅是语言与逻辑的运用，还在于他对汉武帝的了解。也就是说，掌握了合适的"语境"。当然，生活中的事情并不都是这么要命，但口才确实像一把锐利的"双刃剑"，既能帮助人，又能损害人。例如，古希腊寓言家伊索年轻时在贵族家中当奴仆，有一次主人设宴，来者多是哲学家。主人令伊索用最好的菜肴待客。伊索专门收集各种动物的舌头，办了个"舌头宴"。开宴时，主人大吃一惊，问道："这是怎么回事？"伊索答道："您吩咐我为这些尊贵的客人准备最好的菜，舌头是引导各种学问的关键，对于这些哲学家来说，'舌头宴'不是最好的菜吗？"客人闻之，个个发出赞赏的笑声。主人又吩咐伊索说："那你明天再给办一席酒席，菜要最坏的。"次日，开席上菜时，依然是舌头。主人见状，大怒。伊索却不慌不忙地回答："难道一切坏事不是从口中讲出来的吗？舌头既是最好的，也是最坏的东西啊！"的确，"舌头"是最好的，因为它能让人如沐春风，暖意融融；"舌头"也是最坏的，因为它能让人凛若冰霜，透骨生寒。至于如何运用"舌头"的功能，往往在人的一念之间。一念之间，善恶判矣！

四、口才的基本要求

1. 目的明确

口语表达的根本目的，在于使听者感知和理解说话者所表达的内容，起到社会交际的作用。因此，怎样赢得听众，想要听众知道什么，是说话者每一次口语表达必须认真考虑的首要问题。口语表达也绝非一个单纯的"讲出来就行"的问题，而是一个"怎样讲才行"的问题。人们说话都是一种有意识的行为，不管是谁说话，也不管是向谁说话，所说的内容都应目的明确，或报告一个事实，或说明一种情况，或宣传一个主张，或提出一个愿望等。而为了实现这个目的，人们便会选择"说什么"和"怎么说"。例如，在求职面试中，不同的职业对应试者的知识、能力、性格等的要求是不同的。因此，求职者在做自我介绍时，就必须有针对性地进行介绍，重点突出自己所具备的职业必需的优点。

2. 因人而异

口语交际是一种对象明确的双向交际。因此，口语表达要有明确的对象意识，说话者要因人而异，区别对待。

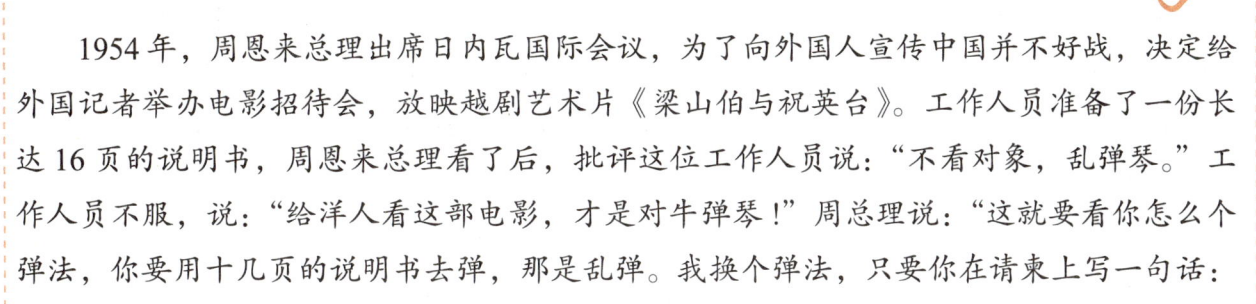

知识库

1954年，周恩来总理出席日内瓦国际会议，为了向外国人宣传中国并不好战，决定给外国记者举办电影招待会，放映越剧艺术片《梁山伯与祝英台》。工作人员准备了一份长达16页的说明书，周恩来总理看了后，批评这位工作人员说："不看对象，乱弹琴。"工作人员不服，说："给洋人看这部电影，才是对牛弹琴！"周总理说："这就要看你怎么个弹法，你要用十几页的说明书去弹，那是乱弹。我换个弹法，只要你在请柬上写一句话：'请你欣赏一部彩色歌剧电影：中国的《罗密欧与朱丽叶》。'"果然一句话奏效，赢得了外国记者的赞赏。

3. 注意场合

口语表达都要受到一定的交际环境的制约，即由一定的时间因素和人际关系因素有机组合而形成的交际场合。因此，口语表达就得话循境发、话随境迁，即使是相同的内容，在不同的场合，所用材料与方式都应有与之相适应的变化。

在日常生活中，许多人都有这样的体验，有的人在行为上、物质上热心地帮助了别人，但由于在特定的场合下措辞不当，使对方陷入难堪的境地，对方的感激之情便烟消云散。因此，在进行口语表达时，不仅要学会看场合，顺应环境，还要学会积极选择适合自己话题的场合，较好地利用环境。心理学家泰勒、拉尔夫等人曾做过一个实验，并得出一个结论：一个人在自己熟悉的环境中说话，比在别的环境中说话更有说服力。因为这样就无须分神费力去适应一个陌生的环境，所以，在商贸谈判中，有经验的行家总是争取将自己的所在地作为谈判地点。

知识库

北大学者陈力川指出：无论是生活中的真实听众，还是电影中的虚拟听众，没有听众就不能叫演讲。所以演讲者要时刻意识到他面对的首先是听众。论证同样的主题，面对同样的听众，演讲语言不同，效果也不同。鲜明的个性色彩能赋予演讲者更大的人格魅力和感召力。演讲者最需要避免的就是演讲语言平淡无奇，套话连篇，毫无个性，毫无生气。

4. 感情真挚

人在说话时，既表达思想，又表达与之相应的感情。因此，情感在口语表达中具有十分重要的作用。同样一句话，由于语气的不同，就会表现出不同的语义与情感。在口语表达中，只有感情真挚，才能缩短说话人之间的距离，才能沟通彼此的心灵，使对方更好地理解自己的意图和情绪，并接受自己的观点和主张。

第1单元　口才的内涵

知识库

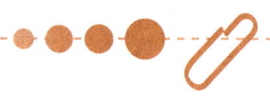

一位外国记者曾向时任对外贸易经济合作部部长吴仪提过一个问题："请问吴仪部长，为何至今还是独身一人？"对此，吴仪部长既不回避，也不闪烁其词地回答："我不信奉独身主义。之所以单身，和年轻时认知的片面性有关。一是受文学作品的影响，心里有个标准的男子汉形象，而这种人现实生活中没有；二是总觉得要先立业后成家，而这个业又总觉得没有立起来。然后是在山沟里一待就是20年，接触范围有限，等到走出山沟，年龄也大了，工作也忙，就算了吧。"这一席坦率的回答使众人感到吃惊，同时也使众人大为感动。正是这种坦诚直率的风格才使吴仪部长成为对外贸易谈判中杰出的女性。

第一模块　口才概述

第2单元　口才必备素质

一、口才的基本素养

说话是一门艺术，会说话的人在工作和生活中都会给人以有才华、有能力的印象，会说话是实现理想和抱负的一个有利条件。任何一位想掌握说话艺术的人都必须具备良好的道德素养、知识素养和艺术素养。

1. 道德素养

道德素养主要是指道德观念和思想品质两个方面。

> 道德观念包括世界观、价值观、幸福观、使命感、荣誉感等内容。在现实生活中，任何具体形式的说话，实质上是说话者内心世界的一种表现，即使是随意性的闲聊，都可展露说话者的人格个性。换句话说，说话者的道德观念、思想品质都会通过说话不自觉地表露出来。言为心声说的就是这层意思。
>
> 思想品质涉及信仰、觉悟、人生态度、思想方法、自我评价等方面，它直接决定着说话者谈论问题的方法、角度和水准，也影响着说话者的风格、姿态、神情。谦逊、诚挚、正直、善良的人总是以平等待人、不骄不躁的方式与人交流思想。思想品德高尚的人，总是坚强、勇敢、执着地追求生活的目标，富有成效地学习、工作，并有效地从事说话活动。

2. 知识素养

古今中外的演讲家和具有优秀口才的人，无一不是学识渊博的人。演讲家们之所以能在演讲中旁征博引，妙语惊人，开启人们的心扉；极具口才的人之所以能把生动、具体的事例恰当地组织到各种谈话中去，出口成章，使听众感到内容丰富、新颖有趣、百听不厌，其根本原因就在于他们博览群书，知识面广。

3. 艺术素养

说话者在以有声语言来"说"的同时，还要运用一定的无声语言来"表演"，形成一种整体美感效应。这种美感是以仪表、手势、动作、眼神、表情及风度的综合运用来展示的。它们虽是无声的，但却与有声语言一样在传达某种信息。

表情是人在说话时情绪的自然流露，是一种特殊语言，任何社会成员都能读懂这种特殊语言，而微笑最容易得到对方的认同，它标志自信、友好，这正是说服听众有效的"心理武器"。

眼睛是心灵的窗户，眼睛能"说话"，它是人体整个面部最引人注目的部分。在说话中，自然而又充满自信地使用目光这种特殊语言，能使听众更有效地理解你的思想、感情、态度和人格。

在说话时，用身体的姿势去辅助语言，可以更准确、更有效地表情达意，从而形成一种动态的形象，减少听众的疲倦感。

在身体的活动中，手势是富有生命力的，手的表达能力仅次于脸部的表情，讲话中被抑制的无意识动作往往可以从手的动作、位置看出来。讲话时，手摆放的位置要自然、得体；手势的使用要为听众所理解、接受，要服从说话内容的需要。切忌将手插在衣袋里，或者双臂交叉放在胸前。

小锦囊

培养口德十要十勿守则

1. 要与人为善，勿造谣诽谤；
2. 要管好情绪，勿滥发脾气；
3. 要乐于赞勉，勿吹毛求疵；
4. 要就事论事，勿攻击人身；
5. 要合理论断，勿以偏概全；
6. 要尊重异见，勿刚愎自用；
7. 要宽容体谅，勿斤斤计较；
8. 要慎思谨言，勿胡言乱语；
9. 要幽默自然，勿出言粗暴；
10. 要将心比心，勿自大自私；

二、口才的最佳知识结构

1. 口才的知识结构

知识的海洋博大精深，知识的视野天宽地阔，择其要者，口才的知识结构应包括以下几个主要方面：

（1）**基础知识** 人类文化经过几千年的积累、发展，各学科的知识相互渗透，相互影响。对口才学而言，就与语言学、修辞学、逻辑学、心理学、公关学等学科密切关联。此外，口才是一种操作性很强的能力，它的训练是一种综合能力的训练：既要训练表达能力，也要训练心理素质；既要训练有声语言的技巧，也要训练态势语言的技巧；既要训练之前文字的表达技巧，也要训练当时的控场技巧……要培养良好的口才，就非得要做这些方面的训练。而要做好这些训练，就需要语言学、修辞学、逻辑学、心理学、公关学等方面的知识作基础。若能打好这个基础，自然事半功倍了。因此，口才的知识结构里，最重要的就是这些作基础的学科知识。

（2）专业知识 人类社会有各种各样的行业，每一个行业都有自己专门的知识。表达者处在哪个行业，从事什么工作，都应当具备本行业、本工作的专门知识。专业知识的获得，一是依赖长期的工作实践；二是不断地学习钻研。如果一个人连自己本专业的知识都不具备，就谈不上与人进行正常的言语交际了。毕竟本行领域是自己最熟悉、最有优势的，自然也就成了口才表达中最得心应手的内容。另外，专业知识可以让表达者有"专"的一面，给人以专家的感觉，增加自信，也让表达者留有心理上和话题上的优势。

（3）广博涉猎 除了打好基础和立足专业以外，还应该广泛涉猎各方面的知识，主要包括社会历史知识、科学文化知识、文艺美学知识等。丰富的社会历史知识和科学文化知识既可以增加话语的知识涵盖面，使讲话者广征博引，纵横捭阖，又可以拓宽听众对象的思维视野，吸引听众。而且所运用的知识本身就蕴涵着事实的感染力和逻辑的说服力，具有很高的价值。此外，口语表达作为一种通过有声语言和势态语言展示出来的综合性的艺术，包含有相声般的幽默、小说般的形象、戏剧式的冲突、诗歌般的激情，其本身就具有很强的艺术表现力和审美感染力。

2. 建立良好的知识结构

（1）勤阅读 知识积累的一个很重要的途径就是从前人的知识宝库中汲取知识的营养，这主要通过阅读方法获得。一个人的阅历是有限的，不可能事事体验。广泛阅读，可以帮我们从他人那里了解自己不可能亲历的生活经验和知识。而这些知识，又常常成为口语表达的必备材料。阅读时最好能做好记录，一段时间后应该把所记录的东西认真归类整理。

（2）勤感受 口语表达是现实生活、客观事物的反映。如果不熟悉社会生活，不懂得人生世相，是很难开好口、讲好话的。所谓"世事洞明皆学问，人情练达即文章"说的就是对大千世界的各种事物都能洞察明晰，这就是"学问"；对社会生活中的各种人情世故都了如指掌并通达，这就能自"化"成文章。广泛接触社会，深入实际生活，善于观察，善于学习，善于感受，读好读透世间这部"活书"，是获得口才的必要前提。

（3）勤使用 口语表达中，积累的知识能够使说话的内容言之有物。对这些知识应该勤加使用，只有经常使用，才能熟悉知识、掌握知识，才能把知识化为己有。同时，这些知识经过经常性的使用，才能形成知识的沉淀，融入表达者的意识中，全面提升表达者的素养，使表达者形成良好的表达习惯。

（4）勤更新 知识是不断发展的，一个人的知识结构也应该是不断更新的，特别是在瞬息万变的知识经济时代，更是应该及时了解和把握新学科、新知识的内容与特点，不断更新和改进自己的知识结构，使自己的知识修养能跟上时代步伐，并站在时代前沿。只有这样，讲话内容才能传递出新的知识、新的信息、新的见解。

知识结构的更新主要有以下两条途径：

> 从原有的知识中吸取有价值的东西，并能从新知识的角度对旧知识、旧材料做出新的解释。
>
> 要迅速捕捉、搜集新信息、新动态、新成果，并把它们及时加以融会贯通，将其运用到自己的口才实践中去。

综上所述，语言毕竟是思想的一种载体，要想提升自己的口语表达能力，先得从有可说之物开始，而充足的知识积累则保证了口语表达能言之有物。因此，进行口才训练时，努力让自己的知识积累并丰厚起来，这样表达起来才能更有效果。

三、口才与思维

古人云："言为心声，辞随意生。"思想是语言的内核，语言是思想的外衣。一个人口才的高低与其思维能力的强弱密切相关。也就是说，口才训练的至关重要的一环，在于思维的训练

1. 思维概述

（1）思维与语言 思维是人在感知的基础上产生和发展起来的对客观现实的间接、概括的反映，是人的一种分析、综合、判断、推理的认识活动过程。思维科学的原理告诉我们，人的思维活动是与语言紧密相连的。思维与语言同在，思维的成果要借助于一定的语言形式（口头语言、书面语言等）来表述、传达出来；反过来，主体思维能力又是决定语言运用优劣成败的核心。思维与语言有别，思维过程中的语言运动是无声地进行着的。

（2）口才对思维的要求

> 思维的广泛性 所谓思维的广泛性，是指在表达一个事物或观念时，能够在多大范围内联想到多少其他的事物、观念或问题。也即训练思路开阔、联系广泛地考虑问题，要能把一个事物放在广阔的时间、空间和复杂的环境中去考查认识，从而能全面、深刻地反映事物的现象与本质、内因与外因、过去与未来等多种联系。思维的广泛性往往表现为口头语言表达得灵活绚丽、天马行空、联想丰富。扩展思维广度，意味着思维在角度上的增加，等于得出一个问题的多种答案，可讲述的内容自然也丰富多了。

思维的深刻性 思维的深刻性是口才素质的一个重要方面。思维的深刻性主要表现在对事物进行分析、综合、比较、抽象、概括等，经过去粗取精，去伪存真、由表及里、由此及彼的处理，完全把握事物的本质和发展，得出有深度的结论。对于思维来说，如果能够延伸其深度，我们就一定会进入一个新的口才境界。个人的思维深度与其逻辑分析能力有着密切的关系，而逻辑分析能力的提高，则有赖于长期而系统的学习。

思维的准确性 思维的准确性由思维的确定性和严密性两部分构成。思维的确定性是指观点明确。具体表现在口才上：其一是论题的确定性，即必须围绕论题进行，论题前后要一致，不可东拉西扯；其二是观点的确定性，即对论题应有明确的看法；其三是论述过程中概念、判断、推理的确定性，在用词、判断、推理上要准确，要前后一致。只有思维在诸层次上都确定无误，才能保证口头语言的准确性和鲜明性。思维的严密性就是思考问题全面、周到、细致，能科学地反映事物的多面性、发展性和复杂的联系性。它直接影响着口才的严密性、论证性和逻辑性。

思维的条理性 思维的条理性主要是对思维在逻辑上的要求。它要求表达者的思维应该符合逻辑规律。所表达的内容、所用的概念应该明确，所用的命题应该准确，所用的推理应该正确清晰。语句的表达，不能违反同一律、矛盾律、排中律和充足理由律的有关规定，这样才能保证思维的正确和条理的清晰。

思维的敏捷性 讲话与写文章不同，没有时间精雕细刻、慢慢斟酌，要求反应快速、敏捷，在极短的时间里表达出成熟、完善的思想成果。因此，思维的敏捷性是口才好的重要保障。思维的敏捷性表现在口才上，就是能够对事物迅速地进行分析、综合、比较、分类、抽象、概括和具体化。这些思维过程和结果是直接通过语言系统来实现的。语言流畅，是因为思维敏捷流畅。要想培养这种能力：第一，要增加自己的知识积累；第二，要有冷静的头脑，能在任何场合讲话都从容不迫，自如发挥；第三，要大量实践，不断磨炼，不断提高。

2. 口才的思维误区

（1）**权威定式** 思维中的权威定式来自后天的社会环境，是外界权威对我们思维的一种制约。其形成主要通过以下两种途径：

儿童在走向成年的过程中所接受的"教育权威"。

由于社会分工不同和知识技能方面的差异所导致的"专业权威"。

过分相信权威，会妨碍我们的独立思考，说出话来缺乏创造性，不能表达出自己的真情实感。因此，在讲话时，要敢于冲破权威的束缚，表达出自己的思想、观点，这样的讲话才是生机勃勃、生动真切的，才能真正说服听众，打动听众，感动听众。

（2）**从众定式** 从众定式是指群体中的少数人服从多数人，与多数人保持一致的思维习惯。一个拥有好的口才修养的人，绝不会随随便便地就降低个人品格去迎合潮流，更不会因为大众的思想潮流而放弃自己的独立思考。

（3）**经验定式**　经验与口才的关系，是一个较为复杂的问题。

一方面要相信经验，因为它具备不断增长、不断革新的特点，从而可避免犯常识性的错误，进而使人开阔眼界，增长见识。

另一方面，它是相对稳定的，因而有可能导致人们对它过分依赖，形成固定的思维模式，结果削弱我们的想象力。

从这一点来看，敢于突破既有经验的束缚，你才能发前人所未发，从中获得新知和乐趣，从而也使你的讲话更加引人入胜。

（4）**书本定式**　在口才训练方面，我们当然要从书本中汲取营养，得到教益，但同时不可生搬硬套书本上的知识，要将书本上的东西与现实生活密切联系在一起，只有源于生活的表达才是鲜活生动的，才能让人听来生机盎然，引人入胜。

第一模块　口才概述

第3单元　口才的训练技巧

一、会说话的勇气训练

小锦囊

无论什么场合，什么时间，面对什么对象，要想说话，首要的是要有勇气张嘴。口才训练必须在有勇气当众说话的前提下才有意义。英国戏剧大师、批评家和社会活动家萧伯纳的口才是有口皆碑的。但是，他在年轻时却胆小、木讷，连拜访朋友都不敢敲门。后来他鼓起勇气参加了一个"论辩学会"，不放过任何一个机会同对手争辩，练胆量、练语言、练机智，经过千锤百炼，终于成为演讲大师。他的故事告诉我们，通过训练，一个胆怯的人也可以征服畏惧和忧虑，因此勇敢地说话，也可以成为鼓足勇气，战胜恐惧，是提高口才的首要任务。

1. 缺乏勇气的原因

（1）**自卑心理**　自卑是一种常见的心理状态。由于自卑，许多人在正式场合说话时会产生种种顾虑和心理负担，进而直接影响思维和表达的正常发挥。自卑心理可能产生于以下几个方面：

在口语表达能力方面对自己缺乏信心。性格内向的人担心自己的口才不如别人，往往告诫自己尽量少发言，不敢开口讲话，不能流畅地用语言表达出自己的想法。

在学问、知识方面对自己缺乏信心。有些人担心自己读书有限，知识贫乏，说出话来错误多，会惹来别人的嘲笑或蔑视，从而不敢轻易张嘴说话。

在社会阅历方面对自己缺乏信心。不少人由于受"言多必失""祸从口出"等观念的影响，在任何场合都会经常提醒自己，能少说话就少说话，能不说话就不说话，这样久而久之，就放弃了说话的机会，越来越没有勇气当众说话了。

存在生理缺陷，对自己缺乏信心。少数有生理缺陷者（如天生声音嘶哑者、口吃者、从小养成了一说话就眨眼的人），都格外害怕在众人面前说话，唯恐一说话就暴露了自身的毛病，招人笑话。

（2）**缺乏实践锻炼**　"实践出真知，实践长才干"，这句话同样可以用在口才方面，口才的好坏与实践锻炼的多少有着直接关系。现今的许多年轻人由于种种原因而在实践方面缺乏锻炼。

因生活简单而缺乏实践。如今生活在太平盛世的年轻人，家庭温暖和睦，经历一帆风顺，年龄虽已不小，但接触到的社会却十分有限，见的世面也很少。在平稳又单一的生活中，他们总是与父母家人、师长同学这些熟人打交道，很少单独与陌生人说话，更少在大庭广众之下说话，由此造成说话没有勇气和胆量。

因性格内向而害怕实践。有些性格内向的人，虽然很有学识，很有思想见解，能以书面写作的方式从容地表达自己的思想，但在公开场合却寡言少语，不善于与他人面对面地交流和谈话，口头表达能力较弱，久而久之，越不说就越不会说了。

因思想懒惰而逃避实践。有些人思想懒惰，凡事懒得动脑筋，对于不明白的事物，没有探究心理，更懒得和别人理论，对人们热衷谈论的话题，也总是毫无兴趣。这类人以争论是浪费时间为借口，掩盖自己不勤于思考更不勤于表达的惰性。久而久之，便思想麻木，反应迟钝，见谈话就回避，口才也日渐衰退。

小锦囊

缺乏勇气的表现

了解了缺乏勇气的原因，再让我们看看因缺乏勇气而不敢当众说话时的具体表现，以便有针对性地克服自身存在的毛病，培养当众说话的勇气。

1. 怯场，张不开嘴

有的人在轮到他正式说话时，由于紧张过度，顿时语塞，张不开嘴，出不来声，早已准备好的发言内容一时忘得无影无踪。此时他不是面色惨白就是脸涨得通红，但是就是说不出话来，只盼着能有人宣布取消他的发言，逃离这尴尬的场面。

2. 傻笑不止、表情僵化或是举止手足无措

有些人讲话时，从一站在那里就开始傻笑；有些人则由于高度紧张，五官已不能自由活动，目光也呆滞木然；有些人勉强张开嘴开始说话，却同时下意识地做些小动作，比如挠脑袋、晃身子、拽衣角、左右脚来回颠倒重心等，这都是内心紧张、勇气不足的表现。

3. 内容上语无伦次，词不达意

有些人虽然能当众开口说话，表面上看来没有紧张慌乱，但实际上内心已乱了阵脚，已控制不住自己的思维与表达，不能使思想和语言同步进行，说出的话没有中心，没有层次，前言不搭后语，让人不知所云。

2. 培养当众说话的勇气

（1）正式讲话前做好准备　为了克服没有勇气当众讲话的弱点，讲话前的准备是必不可少的。它包括心理上、思想上、行动上和方法上的准备。

第一模块 口才概述

集中精力思考要说的话。此时需要迅速集中自己的精力，在很短的时间里决定要说些什么，要向听众准确无误地表达自己的立场和主张。如果在讲话前对所讲事情仍理不出头绪，难以表态，可以采取设问、提问、质疑的方式讲话，讲述自己对事物思考的过程或尚不成熟的想法，这也是一种明确的态度。总之，必须清楚自己该讲些什么、讲到哪里合适。

外部动作上的准备。当不断激励和鼓励自己，却仍不能排除紧张时，可以从外部动作上要求自己做出从容不迫的样子，比如努力做出昂首挺胸、步履矫健、神态自若的样子，要逼迫自己壮着胆子用目光盯着听众的眼睛，眼神要坚定有力，不可游移和散漫。在讲话前务必做一次深呼吸，大量地吸氧会使你兴奋和全身振作；身体姿态一定要尽可能地挺拔，这一切都做完后，便可以开始讲话了，要全身心集中于要讲的内容上去。

不要死背文稿。依据讲稿全文背诵的讲话，效果是极差的。真正的演讲要求是脱口而出，伴随着思考，有自然的停顿，表现出思维与表达的同步进行。如果思维清楚，语言就会自然而然地从嘴里流淌出来。所以，正式讲话前，组织观点，编排结构，调动材料的过程最好靠头脑进行（称为打腹稿），或配合尽量简短的文字提示，切忌死记硬背文稿。

（2）克服恐惧心理 说到恐惧，不要以为只有你害怕当众正式讲话，其实人人都可能会在当众讲话时产生恐惧感。即使是职业演讲者，同样会紧张怯场，只不过他们学会了控制自己，能使紧张恐惧的心情在最短的时间内消失，并使这种不利情绪最小限度地影响自己。恐惧是说话勇气的最大障碍，必须超越它、战胜它。要相信自己具有优秀的语言表述能力，要有坚定的信念，别人能讲好，我也一定能讲好。要在恐惧感袭上心头的一瞬间，树立起成功的决心，培养起成功的信念。

当然，也有调查表明，一定程度的紧张、怯场是有益处的。当你在正式场合要面对众人讲话时，你便处在了一个具有挑战意味的环境中，自然会鼓起勇气调动全身的力量去面对它。当发现自己的脉搏加快，呼吸急促，血液上涌时，不用惊慌，这说明你已进入了临战状态，各种器官将听从你的指挥与你协同作战，这是一种十分正常的反应。如果把这种如临大敌的心理状态控制在一定限度内，你的思维将更敏锐，情绪将更激昂，话语也将更自然、流畅，你的讲话就更富有感染他人的力量。相反，一点怯场都没有的"冷血动物"讲出来的话是不会有激情的，也很难打动他人。

总之，要努力克服各种心理障碍，努力摆脱恐惧心理，树立起信心和勇气。请记住：敢于在人前讲话，你就成功了一半。

二、口才话题选择训练

演讲者若能明白听众喜欢听什么，不喜欢听什么，投其所好地选择讲话的内容，即与听众最感兴趣的事的联系，与听众本身的联系，将可稳获听众的注意，并能保证沟通线路畅通无阻。

1. 话题选择的基本原则

演讲能力强，就会使别人不仅感兴趣于你的话题，而且会被你影响，这种有效的交谈对一个人的事业成功是极其重要的。

（1）选择话题的情况　　正式场合的讲话，选择话题有两种情况。

一种是事先早已确定了内容和有明确的选题，如专题会议、学术会议、交流研讨会等。这类选题较易确定和把握，因为与会者在讲话中不可能脱离会议的大主题，早在出席会议之前就已对自己发言的选题进行了思考与设计，只能就这一领域中的某一相关小专题阐述个人见解。

另一种情况是自由发言，即兴表述个人意见或被邀请做一段讲话。如各种社交活动、纪念活动、联谊庆典活动、节假日亲朋家人团聚、同学师长聚会、即兴演讲比赛等。这种场合可以随心所欲地选择话题，自由度很大，内容宽泛丰富，因此在选题上有一定的难度。

（2）选择话题的原则　　无论要发表什么内容的讲话，原则只有一个，那就是必须明确要以听众为中心而不是以自我为中心，要让听众爱听。要想办法在听众和自己之间建立起一个共同的立场，必须使听众觉得你要说的话对他们很重要，你的讲话会给他们带来快乐、益处或启迪，你迫切希望听众分享你的快乐与热情，使自己的想法能够为听众所知。

2. 话题的选择技巧

（1）找出与听众有共同性的话题　　相同的话题可以拉近人与人之间的距离，使陌生的人成为熟识的朋友，使熟识的朋友更加亲密。心理学研究表明，人与人之间只要发现了共同的特性，在心理上就会产生亲切感，哪怕只是在饮食上有相同的嗜好，也会使原本有隔膜的人成为友好交谈的对象。所以，初次与不相识的人见面，为了彼此能很融洽地相处、自在地交流，可以询问对方的出身、曾就读的学校、游历过的城市、生活中的爱好等，努力寻找对方与自己的共同之处。相信这类话题定会使你们交谈得十分愉快，用真挚的话语拉近与他们之间的距离，能很快消除彼此间的障碍。

（2）选择自己最熟悉、最有发言权的问题　　从自己的生活背景、生活阅历中选择话题，对自己有实际感受或经验，以及有过深思熟虑的话题进行发言，将自己的热忱与体验融入谈话之中，这样说起来会既具体生动，又深刻透彻，让人听来既感动又受启迪，自然也就能吸引听众的注意力了。

（3）选择人们普遍关注并急需解答的问题　　那些思路开阔，关注社会动向的人，会在纷繁复杂的大千世界中发现深藏在人们心中的话题，并以自己独到的见解和翔实的材料给听众以极具说服力的分析，那么他们的讲话就一定是成功的。

（4）选择能给听众"新信息"的话题　要想使自己的谈话吸引人，你的选题就一定要超越听众已知的内容，要为听众提供他们不熟悉的内容，为他们带来新的信息、新的见闻，满足听众求知的愿望。但这需要你在开口前了解你的听众，知道他们中的大多数属于哪类文化水准、哪类社会层次，他们可能早已熟悉的事情有哪些，可能无从知晓的消息又会有哪些。

三、口才应变性训练

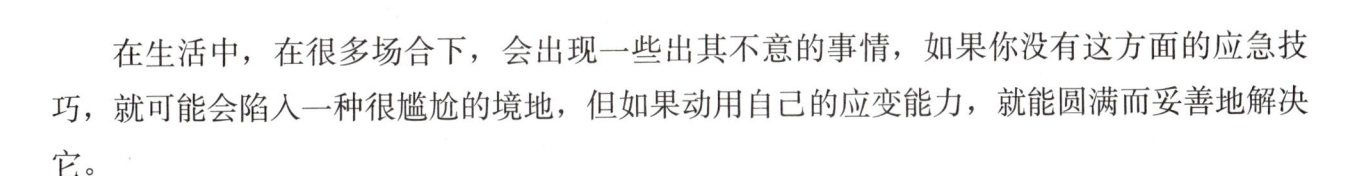

在生活中，在很多场合下，会出现一些出其不意的事情，如果你没有这方面的应急技巧，就可能会陷入一种很尴尬的境地，但如果动用自己的应变能力，就能圆满而妥善地解决它。

1. 应变的思维类型

"应变"，也可以说是"应急"，是指意料不到的事情忽然发生，迫使你立刻回答或表态。应变的口才是以思维的迅速反应为前提的。思维大师、口才大师德波诺在他的专著《新思维》里将应变的口才技巧分为两种：一种是垂直思维型；另一种是横向思维型。

（1）垂直思维型　"垂直思维"就是纵向型线性思维，即正面直视事物的客观现状和发生的变化，从事物的"发生处"出发，不避开矛盾，沿着事物的"爆发点"进行直线型的由上至下的思考，让思维沿着一条思路进行下去，一直到找到解决问题的办法为止。垂直思维的长处在于能迅速、直接地解决问题，但这种思维方式的弊端也是显而易见的。如果问题不能从正面解决，或者说无法从问题本质上来解决时，运用这种方式你可能会越陷越深。这时你就要使用"横向型"思维方式，从其他角度去解决问题。

（2）横向思维型　横向思维要求我们避开问题的正面，不断扯开话题，转换角度，从其他多种角度入手，不断从一条思路跳到另一条思路，增大思维的范围和数量，对事物的不同侧面进行分析，最终找到解决问题的办法。

在实际运用过程中，垂直思维与横向思维二者是交替使用的，单纯使用任何一种方法，都很难取得好的效果。"垂直型"反应过于狭隘，"横向型"反应太宽泛，这是在应变时必须要考虑周全的。思维速度敏捷的人经常能表现出良好的"临场应急"口才，这种本领在各种场合都有用处，可以帮助我们摆脱突然出现的尴尬境地或某些不友好的攻击。

2. 应变口才的具体技巧

（1）角度转换　人所处的地位不同，观察和思考问题的角度就不同，得到的感受与认识也会不一样。对同一个事物，从不同的角度去考虑，获得的认识会有很大差异。事物的某个方面或某个特点，从一个角度看，可能是对人不利的缺点；而从另一个角度看，它又可能是对人有利的优点。

解决一个问题，从一个角度看，可能会觉得困难重重；而从另一个角度看，又可能会感到易如反掌。角度突转的关键之处在于先跳出否定或肯定的圈子，把问话者的话从多方面去加以理解，进而从对自己有利的角度来阐释。

（2）金蝉脱壳　金蝉脱壳的本义是指蝉由幼虫变为成虫时要脱壳而出。这种动物的自然进化现象后来被我国古人加以总结发挥，运用于军事计谋中。而用在应急口才上，金蝉脱壳的办法很多，有的是先进行"垂直型"反应，再寻找其他角度；有的是先从"横向型"反应入手，再寻找其他角度深入发掘，这种方式大多用于面对让你无法回答的提问时。"金蝉脱壳"是一个很不错的"应变"技巧，它是一种"分身术"。这里的"脱"，不是惊慌失措，消极逃跑，而是存其形，走其实。

（3）以问制问　当对方用错误的论证方法推导出一个荒谬的问题向你发问时，要是你发现了他的逻辑错误，完全可以如法炮制，以其人之道还治其人之身，这就是以问制问的应急技巧。

（4）空话闪避　空话闪避就是用一些信息为零的话回答对方提问，但这种话一定要空而不假，使对方无法继续追问下去。空话闪避关闭了对话系统，用人人都知道的事实去堵住对方的发问。

（5）装聋作哑　当面对不利形势时，为了躲开对方的直接进攻，不妨使用装聋作哑的战术，不动声色地暗中策划，寻找取胜的战机，进而由被动转为主动。装聋作哑法是面对紧急情况时所采取的一种特殊应变方式。

四、口才得体性训练

说话得体在人与人的交流中非常重要。最有辩才、最善创新的人，深知在何种场合，为何种目的，须怎样说话方才得体；他不仅力求把话题说清楚，还能竭力将其说好，既选材精当，又用语不凡；倘一时缺乏妙语佳言，他便会中途停下来，缄口不言，直待镇定下来，思虑成熟，才接着往下说。

1. 口才得体性

所谓口才的得体性，就是说话要适时、适情、适势、适机，一切以适度、恰当，让人爱听为原则，即根据社会上不同的人具有的不同言语反应，考虑听话人不同的心理因素，做到对不同的人说不同的话。

社会上的人存在着民族、地域、性别、年龄、经历、职业、职务、文化程度等各种差异，交际双方还存在着老幼尊卑、亲疏远近等分别。人与人之间的关系主要有直系亲属关系、旁系亲属关系、姻属关系、业缘关系、学缘关系、地缘关系、机缘关系七种。交谈时，只有准确地判断清楚自己和交谈的对象是否存在上面所涉及的那些关系，以及注意判断面对的几个交谈对象之间是什么关系，才能做到讲话得体，使交谈进行得顺畅。除了人际关系的复杂外，还有时间、地点、场合、气氛等各种情况。因此，说话想要在各种状况下取得良好效果，必须牢牢掌握"得体"二字，对各种谈话条件有所了解，根据具体要求的不同说出不同的话来。

2. 口才得体性内容

话是说给对方听的，不是说给自己听的，因此说话者不能仅图自己痛快，而必须要顾及对方。要对听话人的情况有全面了解，才能决定采取什么样的说话方式。

（1）**看对象说话**　对不同年龄、不同性别、不同文化程度、不同心境、不同身份、不同民族的人，应说不同的话。因为不同的谈话对象对同一句话会产生不同的反应，甚至会导致截然不同的后果。

（2）**看场合说话**　说话要看场合。场合有正式与非正式之分、庄重和随便之分，也有自己人和外人之分，还有喜庆欢快和悲痛之分。要想说话得体，研究并懂得区分场合是十分必要的。同样的话在不同的场合下对同一个人说，所产生的效果会大不一样。因此，要想做到说话得体，使说出的话效果好，就必须准确地了解自己说话时的对象和说话的场合，并根据对这些情况的判断来决定自己说话的内容、口气、辞令、语态和长短。

3. 口才得体性技巧

审时度势讲策略，量体裁衣有分寸，这就是口才得体性的基本原则。面对大千世界的纷繁复杂，讲话者要想获得好的效果，须掌握必要的技巧，从实际情况出发，以多变应万变，时时处处都做到得体圆满。

（1）**明朗与模糊的技巧**　在较为严肃的场合，特别是在讨论一些重大问题时，说话当然要语义准确、语气明朗、主旨鲜明、措辞恰当，立场倾向和所要描述的事物让人一听就明白。但在另外一些情况下，为了适应某些特定人际交流的需要，使用模糊和灵活的表达是十分必要的，也是得体的。

模糊语言的运用并不是表述上的含糊不清，而是语义所展示的概念的外延较大，没有明确的界限。它和恰当、准确的表达并不矛盾。那么，什么情况下需要运用模糊语言呢？

在某些社交场合，可以把话说得模糊些。

当说话须留有余地，为不可知的情况留出空隙，以免被动，或要给对方提供一些方便，使其更易于接受时，须借助模糊语言。

不便和盘托出事物全貌或自己一时做不了主时，要把话说得模糊些。

（2）直言与婉言的技巧 生活中人们喜欢与说话直爽、痛快的人打交道，因为这种人好接触，想说什么就说什么，不费猜想，比较简单。但生活的复杂决定了人际关系的复杂，人与人之间许多微妙的关系是不能仅凭直来直去的谈话来处理的。因此，学会使用委婉、含蓄的语言，就成了得体口才的必要技巧。

直言与婉言往往会产生两种不同的暗示作用，不适当的直言如同反面说话一样，是一种消极和否定的语言暗示，不是使人抵触、反感，就是使人顾虑重重，增加心理压力。而恰当得体的委婉说话意味着防止消极的语言暗示，给对方以积极的语言暗示，尤其是在提醒、忠告、批评对方时，更要以委婉的言辞来达到目的。在使用婉言技巧时，要注意以下两点：

委婉来自真诚而不是虚伪，真诚是最重要的交际原则。

婉言还应注意简练含蓄，恰到好处，避免饶舌或画蛇添足。

（3）特殊情况下的口才得体技巧 口才的得体性在某些特殊的场合尤其显得有意义。得体词句及语气的运用要随不同的谈话对象及场合而发生变化，在较为特殊的情况下，更要灵活机动。具体采取何种方式，要取决于当时的特定情境。

安慰的技巧。安慰人不是一件容易的事，往往容易流于无病呻吟或废话连篇。对遭遇不幸的人来说，这样做不但没有帮助，反而会使他更加悲痛。而怎样讲话才能真正安慰不幸者呢？可交换立场使自己成为被安慰者；可以"机遇"为借口，鼓励失败的朋友；可以"善意的谎言"来安慰身处不幸的人，燃起他们心中的希望之火。

拒绝的技巧。答应别人的要求十分容易，拒绝别人则是一门学问。当你拒绝别人时，要考虑对方的心态、情绪以及可能的反应，要运用智慧和巧妙的言语加以拒绝，这样才不会伤害对方。具体的拒绝技巧主要表现在：首先，要在说话时表现得温文尔雅、气度不凡；可利用名言、谚语拒绝对方；可先接受他人意见，再以补充的方式表示拒绝；双方话不投机时，不妨转换一下话题，或者稍事休息，改变一下谈话的气氛；在双方意见发生根本分歧时，也不必做直接的反驳。

回答问题的技巧。当问到你不便回答或答案没有把握的问题时，你可转"问题"为答案，即以质问回答质问。在谈话的技巧上，发现并提出问题，比解决并回答问题容易。在涉及某些敏感话题时，有人经常被弄得不知所措。但只要我们沉着冷静，使用一些避实就虚、答非所问的"模糊语言"，相信一定能巧妙地周旋过去。

受人轻视、嘲笑后的应对技巧。有些人缺乏教养，不留口德，一有机会就要嘲讽别人，以此取乐。遇到这样的人，先是要尽量忍住怒气，然后可利用"以子之矛，攻子之盾"的方法来反驳他的诋毁。在反击对方时，也要注意语言的得体性，要以智退敌而不是攻击谩骂，应做到语言尖锐而不粗野，措辞激烈而不鄙俗。彬彬有礼，温文尔雅，谈吐注意分寸是十分必要的，这也是一个人有修养、有学识的体现。

赞美他人的技巧。赞美，是现代交际中不可缺少的，几句适度的赞美可使对方产生亲和心理，为交际沟通提供良好的基础。但是赞美应根据每个人的特点，用不同的方式进行，要讲不同的赞美话。适度得体的赞美应建立在理解他人、鼓励他人、满足他人的正常需要以及为人际交往创造一种和谐友好气氛的基础上。

避免禁忌的技巧。当今世界，由于各国、各地的风俗习惯不尽相同，因此，当你在国际事务中与外国人交流时，首先要了解一下该国、该民族的文化背景，尤其是当地的禁忌，以免在交谈中使用不恰当的语言，触犯他们的忌讳，从而引起不必要的误会，妨碍你的工作进展，影响彼此的合作。因此，了解和掌握各国各地人们在交往中的基本价值观念及其禁忌习俗，是成功交流不可或缺的前提。

每章一练

1. 什么是口才？衡量口才的条件有什么？
2. 口才的基本要素包括什么？
3. 口才的基本素养包括哪几个方面？它的最佳知识结构是什么样的？如何建立良好的知识结构？
4. 口才的思维误区有几种？试举一例说明其中之一。
5. 如何培养当众说话的勇气？
6. 口才话题选择的基本原则是什么？技巧有哪些？
7. 口才的应变性和得体性各有什么技巧？

第二模块

演讲口才

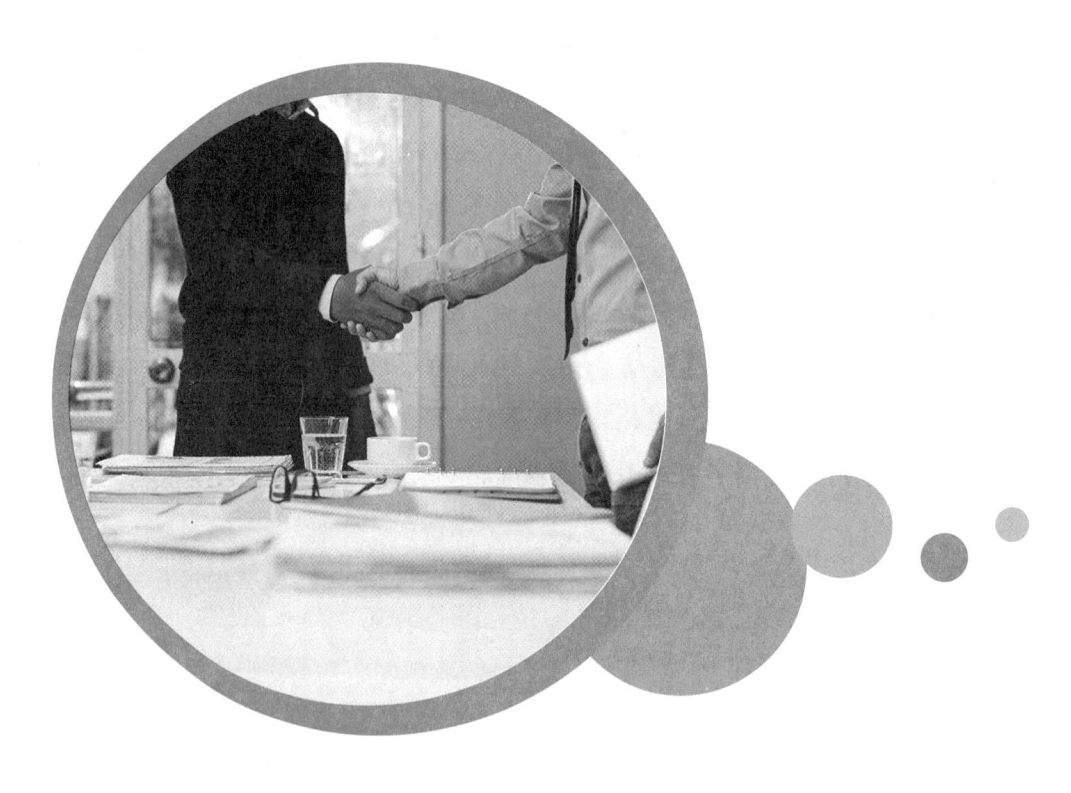

本模块概述

在古希腊，演讲被称为"诱动术"，含义是劝说鼓动听众。演讲有时也叫演说，它被称为"艺术之女王"，是一门综合性艺术。本模块主要就演讲的概念、要素、特点类型和演讲的准备技巧等方面的知识来进行介绍和讲解。

教学目标

1. 掌握演讲的要素和特点。
2. 熟悉演讲的准备过程。
3. 了解演讲开头、结尾衔接和应变的技巧。

第二模块　演讲口才

第1单元　演讲的概念

一、演讲的概念

演讲有时也叫演说，是演讲者运用有声语言和态势语言，就人们普遍关注的某种有意义的事物或问题，通过口头语言面对一定场合的听众，直接发表意见的一种社会实践活动，是演讲者在现场与听众双向交流信息的活动。

演讲是一门综合性艺术，是最具审美价值的一种口语表达形式。因此，常常被当作口才训练中的一个必备环节。演讲以讲为主，以演为辅；讲与演同步，声与形结合；口与才互为表里，融为一体。

演讲要素包括演讲主体、演讲客体、演讲载体和演讲受体四个部分。这四个要素构成了演讲的整体，缺少其中的任何一个部分，演讲活动都无法进行。

1. 演讲主体

演讲主体即演讲者，他是演讲活动的中心，是演讲的内容和形式的生发者和体现者，是对演讲活动的成败起决定作用的因素。

演讲者必须具备良好的口头表达能力。没有良好的口头表达能力的人是不可能成为演讲者的。演讲者演讲的目的是教育人、启迪人，这就是要求演讲者本人具有先进的思想，能高瞻远瞩。演讲者还必须有丰富的学识，这样讲起来才能有说服力。演讲者赞美的是真、善、美，传播的是精神文明，所以必须具备高尚的品质。

2. 演讲客体

演讲的客体，即演讲的内容。它是演讲要反映的客观事物以及这些事物在演讲主体心灵中形成的意识成果。演讲的社会功能决定了对演讲客体的要求。演讲内容必须是正确、真实和符合时代精神的。

3. 演讲载体

演讲是以语言为载体的，它包括口头语言和态势语言。只有两者珠联璧合、有机统一，才能构成完整的演讲载体，才能很好地完成表达演讲内容的任务。

演讲要求吸收和借鉴各种语言表演艺术和各种语言表达形式的长处与特点。它既需要交谈式的亲切，也需要相声般的幽默风趣；既需要讲课、作报告式的条分缕析，也需要说评书

第1单元　演讲的概念

般的跌宕起伏，以此来丰富和加强演讲的语言表现力。

演讲使用的不仅是口头语言，而且有态势语言。态势语言是有声语言的必要补充，如果运用得好，能使演讲增加感染力，增强演讲效果。言辞接于耳，姿态动作接于目。当耳朵听到的与眼睛看到的和谐统一时，演讲能给人以美的感受。

4. 演讲受体

演讲的受体要素即听众。听众是演讲必不可少的有机组成部分，没有听众就无所谓演讲。而且，听众并非信息的被动接收者，而是演讲活动的参与者，并能动地接收演讲信息。听众在整个演讲活动中是相当活跃的积极因素，听众对于演讲的反应，通过表情、行动以及声音等渠道反馈给演讲者。听众的反馈对于演讲者是十分重要的，因为它是演讲者调节内容和节奏的唯一依据。

二、演讲的特点

主要体现在以下四点：

1. 以"讲"为住，"讲""演"结合

顾名思义，演讲需要既"演"又"讲"。

> "讲"，即是陈述，演讲者把自己的思想运用口语表达出来，它主要作用于听众听觉器官。
> "演"，指为"讲"服务的态势语，它主要作用于听众的视觉器官。

两者的关系又不能平分秋色，各占一半，而必须以"讲"为主，以"演"辅之，两者互相交织，互相渗透，相得益彰。在演讲中，"讲"是起主导作用的决定因素，也就是说口语表达是演讲者的主要手段，"演"必须建立在"讲"的基础上，服从"讲"的需要，处于从属地位。如果只"讲"不"演"，绝不是成功的演讲；如果以"演"为主，绝对是失败的演讲。只有以"讲"为主，"讲"与"演"有机结合的演讲，才有希望获得成功。

2. 公开性与真实性

（1）**公开性**　公开性是指演讲者必须在公众场合公开发表意见。演讲是一个人讲多个人听，形式是公开的。演讲的内容也是公开的。演讲者必须胸怀坦荡，将自己的立场、观点、主张公之于众，以取得听众的共识，达到宣传教育的目的。

（2）**真实性**　其主要体现在三个方面：

> 演讲者所讲述的人或事是真实可靠的，不能虚构，不能无中生有。好的演讲之所以能使人信服，不能不归功于说真话的魅力。

演讲者的身份是真实的。演讲不属于表演艺术，演讲者是生活中真实的自我，台上、台下一个模样；而演员在舞台上则是以角色的身份出现，台上、台下两副面孔。

演讲者表达的感情是真实的。情贵在真，演讲者倾诉真情实感，才能打动听众。任何矫揉造作，都会引起听众反感，从而导致演讲的失败。正因为演讲者讲的是真人、真事，动的是真情，才使得演讲具有经久不衰的魅力。

3. 鲜明性与鼓动性

古今中外，任何形式的演讲，也不管在什么场合，演讲者都要传播自己鲜明的思想和观点。

与这一特征相关的另一特征就是演讲具有的鼓动性。传播自己思想观点的目的，在于唤起听众相信自己并付诸行动，这就必然会使演讲具有鼓动性。而演讲之所以能具有鼓动性，又是与它的前面几个特殊性分不开的。声情并茂的口语、优美有力的态势语，可以激发人的动机心理，唤起人的主动性、积极性；而真人、真事、真情更能点燃听众的情感之火，在听众的心理上造成一种新的意境，行为上产生一种新的反应，从而接受演讲者的观点，履行演讲者的意愿。

4. 适应性与时间性

（1）**适应性** 演讲的适应性很广，主要表现在：

演讲的题材广泛，政治、军事、外交、法律、学术、道德及其他社会问题和人际交往，都可以作为演讲的题材。

从演讲者和听众来说，也具有很广的适应性，不受性别、年龄、职务、学历等的限制，谁都可以讲，谁都可以听。

演讲的形式灵活简便，不需要过多的辅助条件和复杂的准备工作，礼堂、课堂、操场、赛场等都可以成为演讲场地

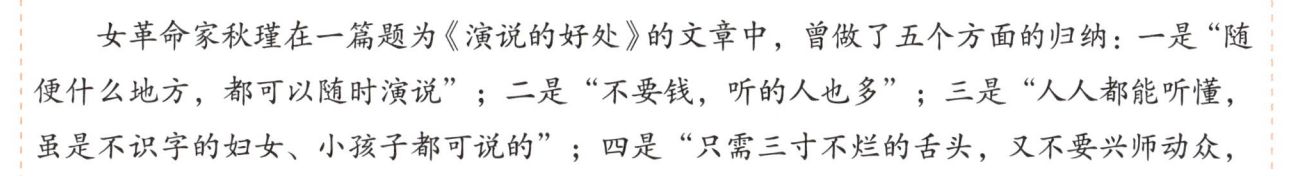

小锦囊

女革命家秋瑾在一篇题为《演说的好处》的文章中，曾做了五个方面的归纳：一是"随便什么地方，都可以随时演说"；二是"不要钱，听的人也多"；三是"人人都能听懂，虽是不识字的妇女、小孩子都可说的"；四是"只需三寸不烂的舌头，又不要兴师动众，损什么钱"；五是"天下的事情，都可以晓得"。这五个方面确实道出了演讲适应强的特点。

（2）时间性　演讲的时间性很强，主要包括两层含义：

演讲的时间是有限制的，有的还有明确的规定。一般来说，命题演讲不超过十分钟，即兴演讲约为三分钟。就算没有明确的时间限制，过长的时间也会引起听众的厌烦和分心。因此，演讲者必须具有自觉的时间观念，既不能为了赶时间而损害内容的完整性，又不能随意拖延时间。

演讲的时代色彩十分强烈。一般来说，演讲者都是以时代提出的任务、形势发展的要求和人民的迫切愿望作为自己的基本主题，义不容辞地去促进社会的进步的。演讲的内容必须跟上时代的步伐，这是时代性演讲的生命力所在。从古希腊的演说家亚里士多德、德摩西尼、西塞罗，到我国先秦时代的演说家盘庚和诸子百家；从自然科学家伽利略、布鲁诺、居里夫人、爱因斯坦，到无产阶级革命家马克思、恩格斯、列宁、毛泽东、周恩来、李大钊、鲁迅等，他们演说的内容都有着深刻的时代烙印。

5. 个性化与艺术性

（1）个性化　演讲的重要特征是演讲者用自己的话表达自己的意愿，表达自我的思想情感和性格特征，从而显示出演讲风格的丰富多彩，妙趣横生。演讲的风格是一个人性格的反映，这就要求演讲者不仅要有出众的口才，而且要有敢想敢说的勇气和独立自主的真知灼见。要么不讲，要讲就要讲真话。

（2）艺术性　演讲具有统一的整体感和协调感，即演讲中的各种因素（语言、声音、表演形象、时间、环境）形成一种相互依存、相互协调的美感。演讲中的艺术性不属于艺术创作或表演的范畴，而是一种实用的艺术，如同时装、美食、装饰、园艺等一样，是为了满足某种需要的艺术。演讲的"演"不同于演艺人员扮演角色或演节目的艺术表演，而是真实自然地表现自己的本色、性格、气质、修养以及思想情感。这里的"演"只是在某些地方借助表演的技巧，将各种技巧与自己的内心感受自然结合，融为一体，使演讲更精彩、更具吸引力。

小锦囊

演讲的类型

自有演讲开始，就存在着多种多样的演讲类型。从内容上，可以分为政治演讲、法律演讲、学术演讲和礼仪演讲等；从形式上划分，又可以分为专题演讲、即兴演讲、论辩演讲等。

1. 政治演讲

政治演讲，指为了一定的政治目的，出于某种政治动机，就某个政治问题以及与政治有关的问题而发表的演讲。它包括外交演讲、军事演讲、政府工作报告、政治宣传等。在这类演讲中，常常含有种种建议和鲜明的提示或解决问题的方法，使演讲成为听众行动的指南。

2. 法律演讲

法律演讲指自诉人、公诉人的演讲。自诉演讲是自诉人对原告的指控演讲；公诉演讲是国家机关的代表对被告人提出公诉时进行的演讲辩护；辩护演讲是被告人委托的律师在法庭上为否定原告的指控事实所进行的演讲。法律演讲的突出特征是公正性和针对性。

3. 学术演讲

学术演讲是传授科学知识和见解、表述科研成果的演讲。这类演讲应以透彻的论证、严密的逻辑推理、严谨的语言风格及运用必要的专业术语为特点。例如，一项新的科研成果的传播和应用，很大程度上来自学术演讲的成功。

4. 礼仪演讲

礼仪演讲我们见得最多，是指在各种社交往来仪式上的演讲。如祝贺、凭吊、欢迎、答谢、自我介绍、主持人用语等。

5. 即兴演讲

即兴演讲即演讲者在事先无准备的情况下，就眼前场面、情境、事物、人物临时起兴发表的演讲。它要求演讲者紧扣主题，抓住由头，迅速组合，有感而发，言简意赅。

6. 论辩演讲

论辩演讲即指由两方或两方以上的人，就某个问题产生不同意见而展开的面对面的语言交锋，其目的是坚持真理，批驳谬误，明辨是非。论辩演讲要求演讲者具备严密的逻辑性和较强的应变能力。

第2单元　演讲准备

充分准备对演讲十分必要，其意义不仅在于使演讲者的演讲更有质量，更有成功的把握，更重要的是，让演讲者获得较强的自信心。

一、了解背景

不同的时代，不同的社会，不同的场合，对同样一个问题，往往有不同的观点、不同的理解。对演讲者而言，准备一个演讲，就得适应不同的背景，因不同背景灵活处理自己的观点和思路。这里的背景主要包括两方面的内容：一是了解当时社会的大背景；二是了解演讲所要面对的听众。同时，在演讲活动中，组织者也会有相应的大主题的要求，演讲者也应该紧扣这个主题以及社会、单位这个背景，这样才能保证演讲有吸引力和说服力。

除了考虑背景外，还得认真考虑听众的要求。演讲毕竟是一种双向的交流，因此，演讲前应该好好了解一些问题：你的听众主要是什么人；你的听众为什么要听你的演讲；你的听众到底想听什么；你该怎样讲才能吸引你的听众。总之，不管演讲的目的怎样，听众永远是演讲者的上帝。他们的关注点、他们的喜恶、他们的接受水平等，无不左右着演讲者的演讲风格、语言、内容和效果。

二、准备演讲稿

进行一次成功的演讲，需要先制订好周密系统的计划，准备一篇优秀的演讲稿，这是通向成功演讲的必由之路。戴尔·卡耐基说过："最成功的演讲家，他们的成功也就在于此：他们在特殊的时刻里绽放，如罕开的玫瑰，不多时便又凋谢不见；可是听众享受到的愉悦却是绵绵不绝的。"

1. 选择题目

选择一个题目，并根据题目所规定的内容进行演讲，这是每一个进行演讲的人首先应明确的。除了在大领域、大主题方面有所限定外，演讲的题目都是由演讲者自己决定的。也就是说，演讲的题目会十分丰富宽泛，这就要求演讲者在选择题目上费一番脑筋。演讲中的情感激发离不开生活基础，要想把自己融入演讲中，就要用真情实感来讲述使你自己感动的故事。要到现实生活中去寻找最适合你的题目。选择的题目应当以听众为中心，使听众觉得你所要讲的东西对他们很重要、很迫切，使听众能够获得教益或娱乐。如果你的演讲属于说服、劝诫性质的演讲，就应该选择那类由社会生活提炼出来的、普通百姓都关注但又都感到困惑不解的具有社会性的题目。这类题目对演讲者的要求较高，需要演讲者有居高临下的眼光，有调查研究的材料，还要有理论联系实际的分析能力。

2. 确立主题

主题是演讲的灵魂，演讲选题确定后的首要任务就是确立主题。所谓演讲的主题，就是要讲些什么内容，要告诉听众什么事情，要传达给听众什么信息。

（1）两种情况 确立演讲主题一般要考虑这样两种情况：

已经给了确定主题的范围，演讲者根据已给的范围确定主题。比如参加演讲比赛。这类演讲，需要演讲者依据所给出的主题范围大量查阅资料，并结合自己的亲身感受、体验来确定主题，从而给听众留下深刻的印象。

有感而发的主题。这类演讲大多是针对社会上的某种现象、某种事物或某个人物有所感悟、有所思考而做的演讲。这类演讲的主题往往是演讲者在感性材料的基础上通过提炼形成的。

（2）选择主题 好的主题，演讲者有兴趣讲，听众也觉得有吸引力。有人说"好的主题是演讲成功的一半"，这是有道理的。那么，怎样选择主题才是最有意义的呢？演讲的主题应当是当代社会人们所普遍关心的问题，这样的问题作为主题能使演讲具有时代气息，也容易吸引听众，激发听众的兴趣。演讲的主题必须是针对具体的听众的，要符合听众的心理。演讲的主题一定要清楚明白，要选择自己有真知灼见、有把握讲好的主题，宜单一不宜繁复。演讲的主题必须是新颖奇特的，只有这样，才能给人以耳目一新的印象和感觉。

3. 收集资料

如果说主题是演讲的"灵魂"，那么材料就是演讲的"血肉"。要使演讲精彩、生动、丰满，在确定了演讲主题之后，就要广泛收集演讲时将会使用到的材料。一位演讲者，必须在日常生活中做一个有心人，随时随处收集、保存日后用得着的材料。

既然材料对演讲成功如此重要，那么通过什么途径去收集材料呢？一般来说，演讲中所使用的材料可分为三大类：直接材料、间接材料和创意材料。

（1）直接材料的收集 所谓直接材料，就是演讲者在日常的工作、交往、生活及社会活动中的所见、所闻，是演讲者亲身经历或耳闻目睹的一些事件、言论、感受，也就是演讲者自身通过对社会的观察、体验、感受、调查、研究所得到的第一手材料。只要我们注意观察总结，留心记忆，就一定会建立起一个丰富生动的第一手材料库，里面的材料会是最生动、最鲜活、最真实、最具体、最独特，也是最有说服力的。

（2）间接材料的收集 所谓间接材料，也可称为第二手材料，是指演讲者从报纸、杂志、书籍、广播、电视、网络等媒体上收集到的材料。所有的演讲者都生活在一定的社会时空中，都会受到时间、空间的限制，不可能事事都亲身体验、经历。大量的材料只能从各种传播媒体中获得。间接材料的优点是范围广、内容丰富，它避免了个人经历的狭窄、不足，而且间接材料多是经人加工整理过的，是一些比较成形的材料。但间接材料也有其缺点，即带有加工者的主观色彩。所以，在收集使用间接材料时，要做好去粗取精、去伪存真的鉴别工作，使其为我们所用。

（3）创意材料的整理 所谓创意材料，是指演讲者在大量的直接材料和间接材料的基础上，经过归纳、分析、研究所获得的材料。创意材料是演讲者思考的结果，带有很强的主观色彩，但同时也更具有新颖性和独特性。

4. 筛选事例

使用生动的实例可以使我们的演讲更具有说服力。筛选事例的要领有如下方面：

（1）选择能反映主题的事例 有了丰富的材料库，并不是所有的材料都可以入选。这就要求我们在写演讲稿时，对所收集到的材料进行有目的的筛选。要选择那些最能说明主题、最能支持主题、最能反映主题的材料，而那些不够典型、不够生动、不能紧贴主题的材料要剔除出去。

为了突出主题，在选择材料时，一不要滥竽充数；二不要不忍割爱。有的演讲者觉得自己掌握的材料很好，不用太可惜，硬把它塞进演讲稿中，结果往往是牵强附会，有害无益。

（2）选择具有典型意义的事例 所谓典型意义的事例，就是指具有规律性、普遍性，能说明问题的事例。在选用演讲事例时，不要选择那些个别的、特殊的事例。这类事例，对说明主题不起太大作用，反而会给人留下偏颇、极端的印象。

典型事例不一定都是轰轰烈烈的大事，也并非都是载入史册的名人伟人的事例，那些平凡的普通人的事迹，往往更能说服人，打动人，也更具典型意义。

（3）选择真实可信的事例 写演讲稿不是搞文学创作，演讲稿中所使用的事例、材料必须是真实的、可信的，不能有半点杜撰，也不允许利用联想和想象去丰富那些本来不存在的细节。演讲的事例不允许虚构，它必须是经得起论证、推敲的，是不怕事实、时间检验的。人物事迹演讲更是如此。演讲中的事迹必须确有其事，演讲中的人物必须真有其人，千万不要将一些道听途说、似是而非的事情写进演讲稿中，否则会产生恶劣的后果。真实性是演讲区别于文学创作的重要标志，也是演讲这种艺术形式赖以生存的生命线。

（4）选择新鲜的事例 事例越新，时代感就越强，离听众的现实生活也就越近，就越容易引起听众的兴趣。这是因为越新鲜的事物越具有吸引力和可听性，未知世界总是值得探索的，求新是人们的共同心理。

应当强调的是，要收集尽可能多的材料。演讲者应该占有的材料要远远超过演讲时所需要的材料。头脑里应该把你所要讲的东西装满，确信自己已经掌握了所要讲的全部内容。记住，一位经验丰富的演讲者在准备演讲材料时，面临的困难不是使用哪些材料，而是删掉哪些材料。

5. 拟定结构

所谓演讲稿的结构，就是演讲者为了充分表现演讲的主题，把一些散乱的、零碎的、无序的材料按照事物发展的内在规律，有机地、巧妙地组织安排起来，由此形成的一个框架体系。演讲稿的结构有如下特点：

> 演讲稿结构的特殊模式。演讲在文体上更近似论说文，因此有论说文的文章结构，即开头提出问题，到主体分析论证问题，至结尾处总结归纳问题。此外，演讲稿还需要有一个开头语和结束语。演讲者登台演讲，与听众见面时，总要先打招呼，演讲结束时，也要致谢和说几句告别的话，这又形成了演讲稿与论说文不同的文体结构模式。
>
> 结构要清晰明白。在安排演讲稿的结构时，首先要考虑的是结构一定要清晰，层次感要强，要让听众一听就能明白你讲了些什么事情，你的问题是如何提出的，你是怎样进行分析的，又是如何解决问题的。只有如此，你的演讲才能达到预期的效果。
>
> 要紧扣主题。演讲稿的结构一定要紧紧围绕演讲的中心展开，结构完整，论证严密，不可东拉西扯，自由散漫。演讲者必须抓住主干，分清主次轻重。
>
> 逻辑性要强。一篇优秀的演讲稿，必须充满睿智，具有严谨的逻辑性。随着演讲的层层推进，主题就在严密的逻辑推理中得到了有力的揭示和证明。
>
> 结构上要跌宕起伏。在拟定演讲稿的结构时，一定要注意使其高潮与平缓相间，叙事说理与升华议论交叉结合，只有这样，演讲才会多姿多彩，深得人心。心理学家认为，人听讲话的有意注意力每隔5~7分钟就会有所松弛，而跌宕起伏、张弛有致的结构，就能很好地适应听众的这一特点。

6. 锤炼语言

演讲者任何一种思想或情感的表达都是靠语言完成的，演讲稿的语言是演讲的生命线。写作演讲稿的时候，必须注意锤炼语言，未经过深思熟虑和锤炼的语言不能写进演讲稿中。

> 演讲的语言必须通俗、易懂。令听众费解、困惑的语言，是演讲时必须要回避的。要想通俗地表达思想，就应多运用规范性词语，尽量少用对方不熟悉的文言、方言和生僻词语；多运用群众性语言，如谚语、俗语、成语等群众口头常用的大众化语言，少用过于专业的语言；多用质朴的语言，少用雕饰的语言。
>
> 演讲的语言必须通俗、易懂。令听众费解、困惑的语言，是演讲时必须要回避的。要

想通俗地表达思想，就应多运用规范性词语，尽量少用对方不熟悉的文言、方言和生僻词语；多运用群众性语言，如谚语、俗语、成语等群众口头常用的大众化语言，少用过于专业的语言；多用质朴的语言，少用雕饰的语言。

演讲语言要准确、明白，就是要使遣词造句能够确切地表情达意，如实反映客观事物的真实面貌。缺少准确性的语言只能给听众带来混乱、疑惑和不解的感觉，而准确无误的演讲词会强化你的可信度，并使听众更容易接收你的信息。

要用最简洁、最精练的语言来表达最丰富的内涵。演讲的好坏并不取决于演讲时间的长短，只要充分表达了主题思想，就完成了演讲任务。演讲词要言简意赅，用最短的时间传递尽量多的信息，用最少的语言说明最重要的道理。

演讲语言要生动、形象。生动形象的语言可以把抽象的、深奥的理论具象化、浅显化，能使演讲产生强大的说服力，能栩栩如生地描述事物，能准确形象地阐述道理，感染和打动听众，激发听众的热情。

三、演讲前的演练

做好以上文字方面的准备后，接下来的就是认真做好上台前的演练。上台前的演练，一方面帮助熟悉内容和环境；另一方面也可以在熟悉过程中培养信心。演讲前的演练是一个成功的演讲者不容忽略的关键环节。

知识库

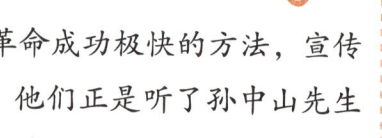

孙中山是个真正的演讲达人，他提倡"日日出而演讲"，"革命成功极快的方法，宣传要用九成，武力只可用一成"。许多参加辛亥革命的老人回忆，他们正是听了孙中山先生的演说才投身辛亥革命的。孙中山曾说过："余少时练演说，对着镜子练习，练语气、练姿势……"

(1) **掌握内容** 演讲者在演讲前要娴熟地掌握演讲内容，演讲者既要背好演讲稿，又要熟悉了解听众，这是积极控场的重要方面。演讲要求内容丰富、生动、全面、准确，在表达过程中要显得波澜起伏，跌宕多姿，逐渐形成全场激动的场面，使听众心驰神往，惊叹不已。要达到这种境地，显然不是照本宣科式的念演讲稿所能奏效的。照稿念，演讲者往往顾此失彼。顾了讲稿，顾不了听众，更谈不上用丰富的表情和形象的动作与演讲内容协调配合，演讲当然无法生动形象。这样，会无形中降低听众对演讲者的信任感，减少对演讲的注意力和重视度，形成冷场现象，甚至骚动哄场。演讲者要尽量熟悉讲稿，而又不拘泥于讲稿，真正"入戏"。要能在演讲中自然地组织几次高潮，像磁石般地牢牢吸引住听众。

（2）树立信心　演讲前要做好必要的准备。要树立演讲自信心，自信是演讲者必备的心理素质。人们把当众说话产生的恐惧心理称为"怯场"。怯场是一种正常的心理反应，几乎每一位演讲者都必须逾越这一道演讲障碍。社会学家的调查表明，即使是文化层次较高的大学生，也有80%~90%的人在学习演讲时，存在着不同程度的怯场反应。有关的研究还表明，轻度的怯场对演讲反而有帮助。因为轻度的怯场使演讲者对外来的刺激保持了某种警觉性，临场反应能力反而更加敏捷，说话会更加流畅。

（3）注意形象　演讲中，讲什么固然重要，但留给观众的形象和感觉也很重要。在讲台上的姿态、手势、面部表情，所有这些非语言的表达方式，都会对观众有影响。应该记住：表现越轻松自如，听众就越容易接受。练习时可以对着镜子试讲，看看自己的样子，想想怎样才更自然。还可以把你的试讲用录音机录下来，反复听听自己演讲中发音、速度、节奏、语调等方面的情况。有可能的话，还可以用摄像机录下来，看看你演讲的风度。

第3单元　演讲技巧

一、演讲开头的技巧

俗话说："良好的开端是成功的一半。"戴尔·卡耐基说："演说应该是一段有目的的旅程，必须事先绘好行程图。一个人不知从哪里开始，通常也就不知在何处结束。"演讲的开头是演讲者向听众传播的第一个信息，这个信息能否吸引听众的注意，对整个演讲的成败有着决定性的意义。如果想演讲引人入胜，就一定要设计一个独具特色的开头。

1. 开门见山进入主题

这种开场白可以直接点明主题，有利于听众一开始就把握住演讲的主旨，而且节省时间。这是许多演讲家常用的方式，也是较容易掌握的一种开场方式。

小锦囊

一位教育局的干部，在对师大毕业生作题为《西部欢迎你》的演讲时，开场就说："同学们，今天我是来向你们这些热血青年'煽风点火'的。我要煽起哪里需要就到哪里去的狂风；点燃起为振兴西部教育奉献青春的烈火！"他的话音刚落，会场上就响起热烈的掌声。这个开场，语言简洁，活用词语，也很有煽动性。

2. 悬念式开场白

悬念式开头创造的效果是"要知结果如何，且听下回分解"的作用。悬念式开场白也叫故事式开场白，而悬念式的开头，演讲者一上场就用扣人心弦的故事或触目惊心的事实制造悬念，产生吸引力，令听众在脑海里产生一连串的疑问，这些疑问会令听众急切地希望你讲下去。

小锦囊

制造悬念不是故弄玄虚，既不能频频使用，也不能悬而不解。在适当的时候应解开悬念，使听众的好奇心得到满足，而且也使前后内容互相照应，结构浑然一体。比如，有位教师举办讲座，这时会场秩序比较混乱，学生对讲座不感兴趣，老师转身在黑板上写了一首诗："月黑雁飞高，单于夜遁逃。欲将轻骑逐，大雪满弓刀。"写完后他说："这是一首有名的唐诗，广为流传，又选进了中学课本。大家都说写得好，我却认为它有点问题。问题在哪里呢？等会儿我们再谈。今天，我要讲的题目是《读书与质疑》……"这时全场鸦雀无声，学生的胃口被吊了起来。演讲即将结束，老师说："这首诗问题在哪里呢？不合常理。既是月黑之夜，怎么看得见雁飞？既是严寒季节，北方哪有大雁？"这样首尾呼应，能加深听众印象，强化演进内容，令人回味无穷。

3. 幽默式开场白

这种开场白是使用幽默、诙谐的语言或事例。它能使听众在轻松愉快的氛围中接受演讲者宣讲的内容。

小锦囊

1990年中央电视台邀请台湾影视艺术家凌峰先生参加春节联欢晚会。当时，许多观众对他还很陌生，可是他说完那妙不可言的开场白后，一下子被观众认同并受到了热烈欢迎。他说："在下凌峰，我和文章不同，虽然我们都获得过'金钟奖'和最佳男歌星称号，但我以长得难看而出名……一般来说，女观众对我的印象不太好，她们认为我是人比黄花瘦，脸比煤炭黑。"这一番话嬉而不谑，妙趣横生，观众捧腹大笑。这段开场白给人们留下了非常坦诚、风趣幽默的良好印象。不久，在"金话筒之夜"文艺晚会上，只见他满脸含笑，对观众说："很高兴又见到了你们，很不幸又见到了我。"观众报以热烈的掌声。至此，凌峰的名字就传遍了祖国大地。

4. 道具式开场白

道具式开场白是演讲者开讲之前，先展示某件实物，给听众以新鲜、形象的感觉，从而引起听众的注意，能够一下子抓住听众的注意力，收到意想不到的效果。

小锦囊

一名演讲者在演讲《我心中的太阳》时，就是用道具开头的：他走上台时抱着一个布包，上面覆盖着党旗。他首先给大家行军礼，然后说："同志们，今天站在这个讲台上的不是我，而是它们。"接着，他开始一层一层地打开红布包。听众全神贯注地注视着他。包打开了，展现在人们面前的是两本书。他说："这本书叫《风浪集》，记述着老一辈革命者的丰功伟绩；这本书叫《无名集》，上面记载了这几年倒在我身边的战友的名字，他们是'我心中的太阳'，这便是我演讲的题目。"这篇演讲使用道具开场，用红布包这个道具，展现在人们面前两本书，从而开始了他的演讲。

5. 新闻式开场白

新闻式开场白是演讲者一上讲台就发布一条引人注目的新闻，以引起全场听众的高度注意。

> **小锦囊**
>
> 演讲稿《人生的航线》：1983年4月22日上午，一架飞机越过了台湾海峡，那是他，李大维驾机起义，飞向祖国大陆。可是，时间仅间隔三天，却有歹徒劫持中国民航飞机，强迫使其改变航向。蓝色的天空，画出两道不同的航线，我突然觉得，这航线不是人生的航线吗？
>
> 这两件事，在当时的国际和国内都是引人注目的重大新闻，听众自然急切地想知道演讲者的观点。但使用这个方法时，应该注意新闻必须真实，不可虚构；事件要新，特别是观点要新；不能硬凑上新闻，应符合演讲主题需要。

6. 用名言警句开场

演讲开场白可以直接引用别人的话，为展开自己的演讲主题做必要的铺垫和烘托。

> **小锦囊**
>
> 《信念永不倒》的开场："著名黑人领袖马丁·路德·金有这样一句名言：'这个世界上，没有人能够使你倒下，如果你自己的信念还站立的话。'是的，只要信念不倒，我们在任何不利的情况下，都不会趴下，都能闯出一条路来。"又如，一篇题为《让生命在追求中闪光》的演讲开场白是："美国黑人教育家本杰明·梅斯有句耐人寻味的名言：'生活的悲剧不在于没有达到目标，而在于没有想要达到的目标。'这话是极有道理的。"

这种开头方式的优点是，演讲者借助名人、伟人的话开口说话，有利于其演讲主题的直接表达，增加权威性和说服力。

二、演讲结尾的技巧

演讲的结尾，是演讲结构中的重要部分。好的结尾，可以使演讲意味无穷，为演讲增添光彩。演讲绝不可虎头蛇尾，而要有一个坚实有力的"豹尾"。成功的演讲者，都希望结尾时再给听众留下一个精彩的印象，都会在结尾处狠下功夫，否则演讲可能会功亏一篑。

1. 总结式结尾

这种结尾方式是演讲者在分析论证了问题之后，以其精练的语言，对整个演讲观点的总结概括，进一步突出主题的一种结尾方式。

第二模块　演讲口才

你知道吗

我国著名播音艺术家葛兰在"夏青播音成就研讨会"上的演讲的结尾："'业精于勤',是他始终恪守的座右铭,也是他对青年播音员的要求,'读万卷书'是他孜孜不倦的好习惯,也是他对后生晚辈的期望。至于什么名啊、利啊,在他看来只不过是虚幻泡影,'真才实学'才是衡量一个合格播音员的标准。几十年的相处,从夏青老师身上我深深悟出了这个真谛。"这种结尾方式的优点是结构完整,给听众留下的印象清晰,有利于听众对演讲主题进行把握。

2. 呼吁号召式结尾

呼吁号召式结尾是利用一些感情激昂、动人心弦的话,对听众的理智和感情进行呼吁,激励斗志,达到演讲的目的。

小锦囊

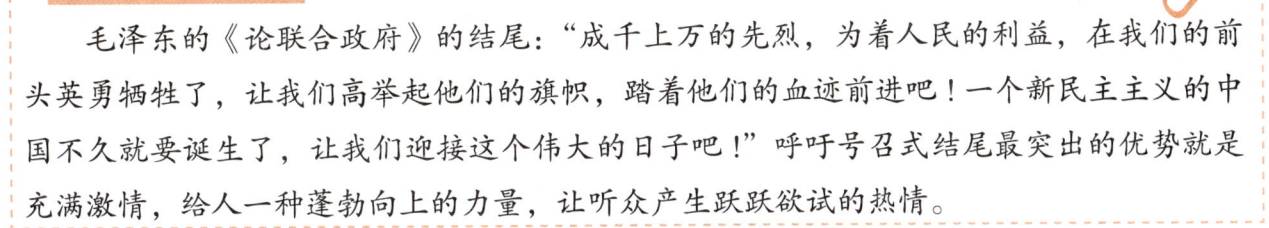

毛泽东的《论联合政府》的结尾："成千上万的先烈,为着人民的利益,在我们的前头英勇牺牲了,让我们高举起他们的旗帜,踏着他们的血迹前进吧!一个新民主主义的中国不久就要诞生了,让我们迎接这个伟大的日子吧!"呼吁号召式结尾最突出的优势就是充满激情,给人一种蓬勃向上的力量,让听众产生跃跃欲试的热情。

3. 哲理式结尾

哲理式结尾是面对宇宙以及人生的根本道理,做出通俗而生动的揭示和表述,能够给人以深刻的启迪。

小锦囊

演讲稿《倾听你的脚步声》："迈出你坚实的步伐吧,迈出你矫健的步伐吧!不积跬步,何以至千里;不走出生命的荒漠,怎么能够找到生活的绿荫。辍学别放弃对知识锲而不舍的求取,情场失意别放弃对美好未来的憧憬。知识的殿堂定能打开,命运之神定会光临!"

4. 余韵式结尾

所谓"结句当如撞钟,清音有余",余韵式结尾是以留余味、泛余波的方式结尾。

第3单元　演讲技巧

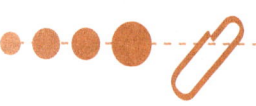

> **小锦囊**
>
> 谢谦的演讲稿《我的忧虑》就是采用这种方法结尾的："各位朋友，当我结束自己的演讲，走下这小小的讲台时，如果能听到您热烈的掌声，这无疑是对我莫大的鼓励，无疑将成为我前进路上的动力。但是，如果您走出会场，回到家里，仍然用'好男不当兵，好铁不打钉'的陈旧观念去责怪您要参军的儿子，责怪您要找军人做丈夫的女儿，那么，我宁愿不要这掌声，宁愿悄悄地、悄悄地走下讲台。"这种方式，给听众余音袅袅的感觉，让听众流连忘返，久久回味。

5. 决心誓言式结尾

"演讲最好在听众意犹未尽时戛然而止。"即在演讲达到高潮时突然收场，这样就可以给观众留下深刻的印象。

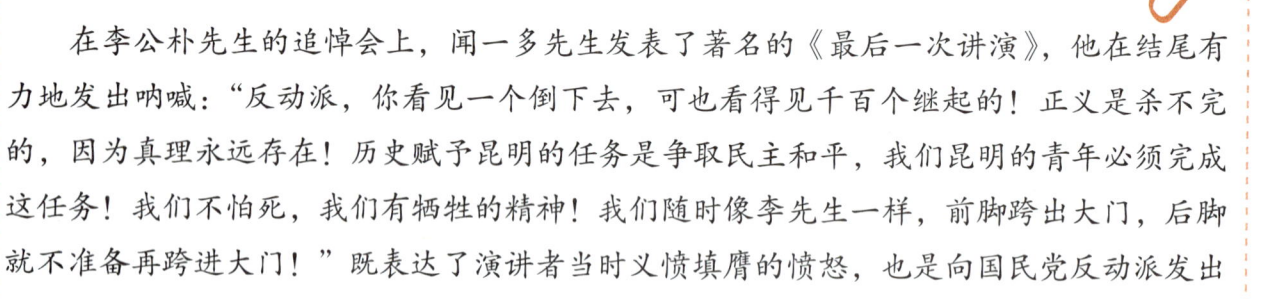

> **小锦囊**
>
> 在李公朴先生的追悼会上，闻一多先生发表了著名的《最后一次讲演》，他在结尾有力地发出呐喊："反动派，你看见一个倒下去，可也看得见千百个继起的！正义是杀不完的，因为真理永远存在！历史赋予昆明的任务是争取民主和平，我们昆明的青年必须完成这任务！我们不怕死，我们有牺牲的精神！我们随时像李先生一样，前脚跨出大门，后脚就不准备再跨进大门！"既表达了演讲者当时义愤填膺的愤怒，也是向国民党反动派发出的战斗号角。

6. 祝愿式结尾

祝愿式结尾常常运用在一些晚会、聚会、开业庆典仪式等场合中，演讲者将自己美好的祝愿送给听众，送给所崇敬的人和事。这种演讲结尾的优点是感情真挚，亲切自然，容易给会场营造一种欢乐的气氛，也容易使演讲达到又一个高潮。

三、演讲的衔接技巧

除了微型的几句话演讲外，演讲都要涉及内容与内容间的衔接问题。如果衔接过渡得好，可以使演讲悦耳流畅，如行云流水，会大大增加演讲效果；否则，可能断断续续，给人突兀之感，效果一定不理想。从演讲的一部分转向另一部分或从一个要点转向另一个要点的过程中，常常要用一些词语、词组、短语、句子或过渡段作为衔接，这种衔接也叫过渡。

常用的衔接方式有：一是总结式衔接，这是最常用的，也是最容易学习的衔接方式；二是关联词衔接，如使用"所以、但是、因此、而且、如果"等关联词进行衔接；三是总结性词语衔接，如"总之""一句话，就是……"等。

四、演讲的应变技巧

1. 演讲中出现突发事件的处理技巧

现场出现突发事件怎么办？所有的突发事件都是让人始料不及的。演讲者正讲得情绪饱满，听众也被强烈吸引、兴致盎然之时，突然停电了，全场漆黑，台下开始混乱；突然有人旧病复发，当场晕倒，旁人大喊"抢救"……这时演讲者要立即做出判断：面对突发情况，我的演讲已经变得不重要了，重要的是维护好现场秩序，保护好所有人的安全，对于病人，更要立即采取抢救措施，不可怠慢。这时演讲者可以利用自己身上的话筒大声讲一些安慰的话，以平息现场的紧张气氛，帮助疏导人群，提醒大家遵守秩序，使工作人员能在混乱中顺利到位，解决出现的问题。因为这时只有你的声音才能传遍全场。这样的应变也许使你丧失了一场演讲，但你的品格、你的风度，特别是你对他人的关怀会赢得所有听众的心。

2. 演讲中突然忘了演讲词的处理技巧

登台演讲时出现忘词现象是很正常的，特别对初学者就更常见。有的演讲者一遇到忘词情况就不讲了，走下台去，这不是好办法。避免忘词的最好办法当然是熟悉演讲内容，克服怯场心理，但是在现场出现了忘词情况还是要有应对的技巧。如可向听众提一个问题，在听众寻找答案时，自己快速回想演讲词；把最后的几句话作为下一个内容的开始，以继续自己的演讲；重复前面所讲的一些内容，以帮助自己记起演讲词；抛开所忘记的内容，从记住的地方继续演讲等。

3. 演讲中出现冷场的处理技巧

由于种种原因，演讲时出现了冷场，这时要沉着冷静，千万不能发脾气，再想想自己哪方面出了问题。如果是演讲技巧方面出了问题，可讲一个故事或笑话，使听众把涣散了的注意力收回来，以继续演讲；如果是演讲内容方面的问题，解决方法比较难，但也可以尽量把后面的内容缩短，使演讲早些结束，或考虑能否换个角度讲。总之，遇到这样的情况，最好不要再滔滔不绝地讲下去，尽量缩短话题，早些结束演讲，即使是草草收场也好，但也不能即刻停止。所以，演讲者在准备时，千万要分析听众的喜好。

4. 演讲中听众起哄的处理技巧

听众起哄的原因可能是多样的，这方面要具体问题具体解决。一位学者在某大学发表演讲时，一位听众突然站起来说："你除了会吹牛之外，还会吹什么？"这位学者微笑着回答说："还会吹笛子。"他打开随身携带的皮包，拿出短笛吹奏起了《渔舟唱晚》，一下子收获了在场学生和老师的好感。

总之，演讲中要克服的毛病不少，需要演讲人全身心投入去准备，尽可能避免在演讲中犯错误。最后，演讲结束了，无论情况如何，演讲者都要态度从容，面带微笑，愉快地离开。

知识库　　演讲词欣赏

1. 公众集会演讲词

就任（北大演说）

蔡元培

五年前，严几道先生为本校校长时，余方服务教育部，开学日曾有所贡献于同校。诸君多自预科毕业而来，想必闻知。士别三日，刮目相见，况时阅数载，诸君较昔当必为长足之进步矣。予今长斯校，请更以三事为诸君告。

一曰抱定宗旨。诸君来此求学，必有一定宗旨，欲求宗旨之正大与否，必先知大学之性质。今人肄业专门学校，学成任事，此固势所必然。而在大学则不然，大学者，研究高深学问者也。外人每指摘本校之腐败，以求学于此者，皆有做官发财思想，故毕业预科者，多入法科，入文科者甚少，入理科者尤少，盖以法科为干禄之终南捷径也。因做官心热，对于教员，则不问其学问之浅深，惟问其官阶之大小。官阶大者，特别欢迎，盖为将来毕业有人提携也，现在我国精于政法者，多入政界，专任教授者甚少，故聘请教员，不得不下聘请兼职之人，亦属不得已之举。究之外人指摘之当否，姑不具论。然弭谤莫如自修，人讥我腐败，而我不腐败，问心无愧，于我何损？果欲达其做官发财之目的，则北京不少专门学校，入法科者尽可肄业法律学堂，入商科者亦可投考商业学校，又何必来此大学？所以诸君须抱定宗旨，为求学而来。入法科者，非为做官；入商科者，非为致富。宗旨既定，自趋正轨。诸君肄业于此，或三年，或四年，时间不为不多，苟能爱惜光阴，孜孜求学，则其造诣，容有底止。若徒志在做官发财，宗旨既乖，趋向自异。平时则放荡冶游，考试则熟读讲义，不问学问之有无，惟争分数之多寡；试验既终，书籍束之高阁，毫不过问，敷衍三四年，潦草塞责，文凭到手，即可借此活动于社会，岂非与求学初衷大相背驰乎？光阴虚度，学问毫无，是自误也。且辛亥之役，吾人之所以革命，因清廷官吏之腐败。即在今日，吾人对于当轴多不满意，亦以其道德沦丧。今诸君苟不于此时植其基，勤其学，则将来万一因生计所迫，出而任事，担任讲席，则必贻误学生；置身政界，则必贻误国家。是误人也。误己误人，又岂本心所愿乎？故宗旨不可以不正大。此余所希望于诸君者一也。

二曰砥砺德行。方今风俗日偷，道德沦丧，北京社会，尤为恶劣，败德毁行之事，触目皆是，非根基深固，鲜不为流俗所染，诸君肄业大学，当能束身自爱。然国家之兴替，视风俗之厚薄。流俗如此，前途何堪设想。故必有卓绝之士，以身作则，力矫颓俗。诸君为大学学生，地位甚高，肩此重任，责无旁贷，故诸君不惟思所以感已，更必有以励人。苟德之不修，学之不讲，同乎流俗；合乎污世，己且为人轻侮，更何足以感人。然诸君终日伏首案前，芸芸攻苦，毫无娱乐之事，必感身体上之苦痛。为诸君计，莫如以正当之娱乐，易不正当之娱乐，庶于道德无亏，而于身体有益。诸君入分科时，曾填写愿书，遵守本校规则，苟中道而违之，岂非与原始之意相反乎？故品行不可以不谨严。此余所希望于诸君者二也。

三曰敬爱师友。教员之教授，职员之任务，皆以图诸君求学便利，诸君能无动于衷乎？自应以诚相待，敬礼有加。至于同学共处一堂，尤应互相亲爱，庶可收切磋之效。不惟开诚布公，更宜道义相励，盖同处此校，毁誉共之，同学中苟道德有亏，行有不正，为社会所訾謷，已虽规行矩步，亦莫能辩，此所以必互相劝勉也。余在德国，每至店肆购买物品，店主殷勤款待，付价接物，互相称谢，此虽小节，然亦交际所必需，常人如此，况堂堂大学生乎？对于师友之敬爱，此余所希望于诸君者三也。

余到校视事仅数日，校事多未详悉，兹所计划者二事一曰改良讲义。诸君既研究高深学问，自与中学、高等不同，不惟恃教员讲授，尤赖一己潜修。以后所印讲义，只列纲要，细微末节，以及精旨奥义，或讲师口授，或自行参考，以期学有心得，能裨实用。二曰添购书籍。本校图书馆书籍虽多新出者甚少，苟不广为购办，必不足供学生之参考。刻拟筹集款项，多购新书，将来典籍满架，自可旁稽博采，无漠缺乏矣。今日所与诸君陈说者只此，以后会晤日长，随时再为商榷可也。

2. 法庭论辩演讲词

对弗里斯的控告

各位元老，长期以来，大家有这样的见解：有钱人犯了罪，不管证据怎样确凿，但在公开的审判中总会安然无事。这种见解对你们的社会秩序十分有害，对国家十分不利。现在，驳斥这种见解的力量正掌握在你们手里。在你们面前受审的是个有钱人，他指望以财富来开脱罪名；可是在一切公正无私的人心中，他本身的生活和行为就足以给他定罪了。我说的这个人就是凯厄斯·弗里斯。假如他今天不能受到罪有应得的惩处，那不是因为缺乏罪证，也不是因为没有检察官，而是因为司法官失职。弗里斯青年时期行为放纵，后来任财务官时，除了作恶，几乎没有干过别的。他消耗国库，欺骗并出卖了一位执政官，弃职逃离战场，使军队得不到给养。掠夺某省，践踏罗马民族的公民权和宗教信仰的权利！他在西西里任总督时，恶贯满盈，臭名昭著。他在这期间的种种决策违反了一切法律、一切判决先例和所有的公理。他对劳苦人民横征暴敛无法统计。他把我们最忠诚的盟邦当作仇敌对待。他对罗马公民像奴隶一样施以酷刑处死。许多杰出的人物不经审讯就被宣布有罪而遭流放，凶残的罪犯以钱行贿得以赦免。

弗里斯，我现在问你，对这些指控还有什么可辩解的？不正是你这暴君，敢于在意大利海岸目力所及的西西里岛上，将无辜不幸的公民帕毕列阿斯·加弗斯·柯申纳斯钉在十字架上，使他受辱而死吗？他犯了什么罪？他曾表示要向国家法官上诉，控告你的罪行，他正要为此乘船归来时，就被控以密探罪捉拿到你面前，受到严刑拷打。他仍然宣称："我是罗马公民，曾在罗克斯手下工作，他就在班诺马斯，他将证明我无罪！"你对这些抗辩充耳不闻，你残忍至极、嗜血成性，竟下令施以酷刑！"我是一个罗马公民！"这句神圣的话，即使是在最僻远之地也还是安全的护身凭证。但他的语音未绝，你就将他处死，钉在十字架上！

啊，自由！这曾是每个罗马人的悦耳之音！啊，神圣的罗马公民权，一度是神圣不容侵犯的，而今却横遭践踏！难道事情真已到此地步？难道一个低级的地方总督，他的全部权利来自罗马人民，竟可以在意大利所见的一个罗马省份里，任意捆绑、鞭打、刑讯并处死一位罗马公民吗？难道无辜受害者痛苦叫喊，旁观者同情的热泪，罗马共和国的威严，以及畏惧国家法制的心理都不能制止那残忍的恶棍吗？那人仗着自己的财富，打击自由的根基，公然蔑视人类！难道这恶人可以逃脱惩罚吗？诸位元老，这绝对不可以！如果这样做，你们就会挖去社会安全的基石，扼杀正义，给共和国招来混乱、杀戮和毁灭！

（摘自武传涛主编：《著名演讲辞鉴赏》，山东人民出版社，1992）

3. 答辩词

北大自主招生满分答辩词

2003年，全国各地报名参加北大自主招生考试的共有6 000多名学生，来自江苏盐城农村的陈伟也将自己的材料投向北大。经过筛选，有340多人获得赴北大考试的资格，陈伟成为其中一名幸运儿。1月15日，陈伟在父亲的陪同下，参加了北大的自主招生选拔考试，在通过上午的笔试后，陈伟怀着紧张的心情接受了由5位北大教授组成的面试团的最后面试，这是通向北大的最后一关，也是关键的一关。陈伟的表现非常出色，在答辩中，5位主考教授有4位给他打了满分，这在北大自主招生中是罕见的。2月20日，陈伟如愿以偿收到了北大确认其通过自主招生考试的通知书。陈伟的答辩词后来被很多朋友、学生及家长借阅。这位相貌平平的高三男生究竟有什么样的特殊才华，让北大教授们如此垂青呢？

答辩词：

主考官（以下简称主）：你对大学生活的憧憬是什么？为什么选择北大？

陈伟（以下简称陈）：雄鹰需要有广袤的天空才能展翅翱翔。大学生活应陶冶情操，形成完善、独立的人格，应不断学习知识，厚积而薄发；应积极参加各项活动，锻炼才干，展示本领。北大有浓厚的学术氛围和呈"百家争鸣"之态的各种学术社团。我十分欣赏北大老校长说过的一句话："北大主义即牺牲主义。""牺牲"两字远非口头上说得那么简单，需要有博大的胸怀，需要有"兼治天下"的仁者之心。

主：给出一个最能让我们选择你的理由。

陈：严谨的学风和思考的深度。譬如解一道题，我力求从三个层次去考虑它：第一，该题的解法以及该类题的解法；第二，该题的解法体现了怎样的思想方法。例如"化归""等效"等；第三，该题的考虑方法如何体现一般的认识规律？与人的生活经验有怎样的联系？看一幅油画，盯着一局部，看到的只是一块粗糙不平的东西，离得远一点，把握整体，才能欣赏出它的神韵。上升到哲学的高度来解题，才是真正意义上的解题。

主：你认为自己最有特色的表情是什么？请向素不相识的我们介绍你自己。

陈：微笑。微笑是对生活的珍重，是对他人的宽容，更是对自己的勉励。成功了，我微笑着回应别人的祝贺，同时对自己说："不要太自负，地球少了谁都照转。"失败了，我微笑，我努力了，我坦然。"路漫漫其修远兮，吾将上下而求索。"微笑使我保持着乐观向上的生活态度和充满活力的心态。

主：未来到底可不可以预测？人类是否需要预测未来？

陈：在一定的时间空间范围内，人们可以而且应当对未来做出大胆而科学的预测，人类对未来永无休止的追求引导着社会的发展和时代的进步。毛泽东对抗日战争的预测就是一个光辉的范例，它指引了抗日战争的伟大胜利。但是对于未来的预测要扎根于勤恳的努力和科学的态度之中。生命不是一次简单的奔赴死亡之约，花开不是为了花落。生命的意义在于经历。候鸟从南飞到北，又从北飞到南，为的是经历四季的交替；溪流蜿蜒前行，为的是经历曲折。如若没有实实在在的经历，那么既定的未来只是一纸空文。

爱因斯坦的广义相对论表明，物质的存在决定了时间的弯曲，时间的弯曲引导着物质的运动。不妨把它化用到这个问题上来，未来是一种憧憬，一种动力，未来在脑中，更在手中。脚踏现实的沃土，心向理想的蓝天，这是古往今来成大事业者应有的思想风貌。

（乔凌峰、苏中：《交际与口才》，2004年第7期）

4. 事迹演讲词

做一名优秀警察，为金色盾牌增添光彩

尊敬的各位领导、各位评委，在座的各位来宾：

你们好！

我叫×××，现年33岁，现担任××市××公安分局××派出所所长。今天我演讲的题目是《做一名优秀警察，为金色盾牌增添光彩》。

少年时候的梦总是那么美好，记得那时候，我脑中萦绕不断的梦就是穿一身神气的警服去追捕罪犯。1993年，我从××警察学校毕业，当上了一名警察，终于如愿以偿，圆了自己少年的梦想。这一干就是12年，而且是在艰苦、繁忙、危险的公安战线的基层单位——派出所。其实工作以后，我才知道，当警察，远不像我想象的那么简单。刚开始工作，我被分配到××派出所，这里属于城乡结合的地方，问题又杂又多，处理问题的时候，我感觉到知识的不足，于是我先后参加法律专业的大专和本科学习，获得法学学士学位。我认为，从事公安行业，就要永远学习，不断给自己充电。如果不学习，就跟不上形势，工作效率就会降低。这些年来，我从不间断地学习，利用学到的知识不断提升自己的业务水平。

12年来，我从责任区民警、派出所警长到派出所所长，无论做什么工作，都要干一行，爱一行，专一行。担任基层领导以后，我提出在新时期派出所工作由管理型向服务型转变的工作理念，要执法为民，以民为本，全所民警一心向民、爱民、为民。把人民的安危时刻挂在心上，只有这样，才配当人民警察。近几年率领民警为群众做好事、办实事165件，收到锦旗6面，感谢信98封。破获刑事案件300多起，其中重大杀人案件5起，查处违法犯罪人员600多名。我们××派出所辖区内实现了发案少、秩序好、社会稳定、群众满意的目标。2004年，我们所在公安分局14个派出所中，各项考核指标名列前茅。仅2004年，我带领民警侦破刑事案件12起，打掉各类违法犯罪团伙10个，抓获网上重大逃犯5名，居全分局派出所之首。我们所曾荣获全市公安系统"十面红旗"，荣立集体三等功三次，仅去年一年，全所10名干警就有9名立功受奖。由于在全局干警中办案最多、完成任务最出色，我个人荣立个人二等功一次、三等功三次，多次被评为先进工作者并受到嘉奖，2003年被评为公安系统业务标兵。在荣誉面前我感到压力更大了，工作担子更重了，动力也更大了。

警察是我的天职，作为一名警察，就意味着要有牺牲精力。12年来，我几乎牺牲了所有的节假日。谈恋爱时，很少与女朋友花前月下；结婚生子后，很少与孩子在一起享受天伦之乐；由于工作繁忙，不能经常在父母身边尽责尽孝，有时我真感到对不起他们。但是，从我选择了警察这个职业的第一天，我就发誓：为任一方，就要保一方的平安。人民群众平安，我才心安。为了人民群众的安危，我无怨无悔。

2001年农历正月十五上午11点多钟，×××派出所突然接到110指挥中心指令：××村刘××家发生一起血案。我立即同6名民警以最快的速度第一时间赶到现场。我们来到案发现场，现场惨不忍睹。只见一具女婴尸体倒在血泊中，旁边一老一少身上还在汩汩淌血，已高度昏迷。屋内墙上喷溅着斑斑血迹，血腥味令人窒息，凶手却不知去向。面对这血腥场面，我稍事冷静，便快速做出决断：凶手逃跑不会远！六名民警分三路：一路抢救受伤人员，保护案发现场；另两路从不同方向分别追缉。当我率领的一路刚追到×××桥下市场时，发现了一个浑身是血的人手拿一米多长的铁棍正在人群中乱挥乱舞。当时，正是中午学生放学、职工下班的人流高峰期，加上整个市场比较混乱，这个凶手穷凶极恶，已失去理智，他见人就打，喊叫声乱成一团，如果不及时制服凶犯，后果将不堪设想。我当即同两名干警分别从前面和两侧三个方向朝凶犯包抄过去，当我从正面扑向凶手时，他像恶狼一样挥着铁棍向我的头部砸来，我凭着多年练就的身手和实战的功夫，迅速躲开向我砸来的铁棍，顺势一个箭步冲上去抓住凶手的右手腕将他倒背过去，在众人的协助下，将杀人凶犯擒获。

我认为，从事公安工作，如果没有牺牲精神，就当不好擒获罪犯的"猎手"，就不配当一名人民警察，更不能成就一番事业。当人民群众的生命出现了险情时，我们就要挺身而出。保卫国家和人民的和平与安宁是我们的职责，即使付出生命，也无怨无悔。2004年春天的一个夜晚，我市区××街道突发一起震惊全市的群体斗殴事件，造成一死一重伤的惨案。公安机关连夜奋战，及时破案后，仍有一名主犯在逃。不久，距案发地不远处的××饺子馆，一名服务生夜间回宿舍途中，被一歹徒殴打致重伤。接二连三的血案使该辖区的居民恐慌不安。当时我刚刚上任，连续7个昼夜没有休息，带领全所民警深入辖区及周边地区内查外调，共摸排800多住户，走访1 300多人次，终于获得一条重要线索。经过认真侦察，缜密部署，终于将制造两起血案的犯罪嫌疑人抓捕归案。处理完这个案子，回到家里，妻子心疼地说："看你的眼睛红得都成了兔子眼了。"这时我才感到身体太累了，可我不敢给自己放假，我怕一放松就起不来了。一次我走访辖区××社区，偶然发现一个叫李某某的人也在再就业的花名册上，警察的警觉使我立刻想到此人是否与公安机关网上追捕的寻衅滋事的在逃犯有关。我立即以为他安排工作为由多次与他电话联系，千方百计诱导他留下家庭住址。最终将这个在逃犯抓捕归案，消除了一大隐患。

也许有人会说，你当警察或当所长尽是抓大案、要案了吧。其实，工作中常常遇到一些民情小事，如果不及时处理，也会酿成大祸。2002年，××村有两户村民因为宅基地纠纷而发生斗殴事件，双方都住进了医院。我放弃了几个休息日，多次去做双方的工作，并用"一纸书来只为墙，让他三尺又何妨？长城万里今犹在，不见当年秦始皇"的故事来开导他们，细雨无声，真诚话语，最终解开了两家的积怨。

寒来暑往，从事公安事业这12年，我的青春和热情、理想与追求都已融进我所热爱的事业之中，为了给金色盾牌增光添彩，我将时刻提醒自己，要做一名让人民满意的警察！做一名优秀的人民警察！

第3单元　演讲技巧

每章一练

1. 什么是演讲？它包含哪几个要素？其特点是什么？
2. 演讲应做哪些准备工作？如何准备演讲稿？
3. 演讲中有什么技巧？开头、结尾各有什么技巧？试举一例进行分析。

第三模块

口才艺术

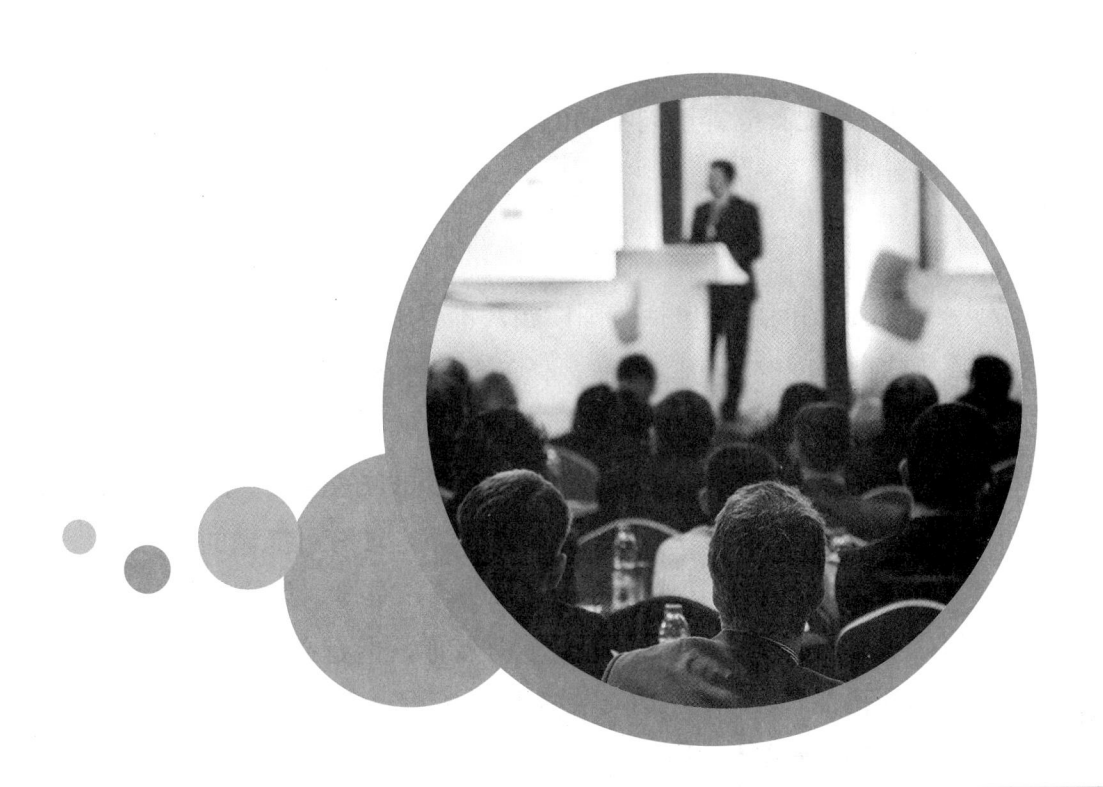

本模块概述

演讲要有技巧，口才也是一门艺术。本模块主要就采访、推销和律师的口才艺术方面的相关知识进行介绍和讲解，主要内容涉及记者提问和采访交谈的技巧、推销口才的特征和技巧以及律师口才的内容与技巧等。

教学目标

1. 掌握记者提问的方式技巧，了解采访中交谈的技巧。
2. 了解推销口才的特征，掌握推销口才的技巧。
3. 了解律师口才的基本要求，掌握律师口才的内容与技巧。

第1单元　采访的口才艺术

一、记者的巧问

"善问有术新闻来"。记者应善于同不同的采访对象进行谈话，通过巧问，打开对方的"话匣子"来获得好新闻。

1. 提问的方式

（1）开放式　　开放式的问题是包括范围广阔，不要求有固定回答的问题，回答问题的人自由度很大。属于这类提问的问句模式有"请您谈谈对××问题（事情）的看法。""您对××问题有何评论？""对××之行您印象如何？"等。这种提问方式常用于礼仪性、政策性或宣传性采访，允许有各种各样的回答。开放性提问的好处在于可以使对方没有压力，对被采访者有比较全面的了解。这是在时间充裕的情况下，才有可能做的。

（2）闭合式　　这是紧扣主题，切中要害，比较明确、具体、细致，"短、平、快"风格的提问方式。例如："假如有一项待遇优厚的职业等着你，但是必须要你放弃学业，你肯不肯？""你喜欢怎样购买商品？分期付款还是一次性付清？"由于这种提问对采访对象有一定约束力，因此，回答必须明确具体，切合实际。这种提问方式的优点是效率高，采访者比较主动，容易得到第一手材料；缺点是如果把握不好，有时会造成紧张气氛，引起不快，甚至产生对立情绪。

开放性问题依靠的是积极倾听和同感理解，封闭性问题则是依靠提高语言的明确性和针对性来达到采访目的。

（3）漏斗式　　就是首先使用广泛的、开放性的问题，接着用比较封闭性的问题加以限制，最后以没有任何回旋余地的封闭性问题结束。例如，当你采访一个对你抱有敌意或者在思想上对你有戒备心理的人时，开头第一个问题就应该减少他的疑虑和防范心理，这时候采用漏斗式的采访方式就很有效。这种采访方式既有利于对方自由发挥，又不至于跑题太远，它可以弥补纯"开放式"的不足，容易达到采访目的。它适用于采访文化层次较高，有与记者打交道的经验的对象。

（4）金字塔形　　金字塔形的采访模式与漏斗式采访模式正好相反。它以没有选择余地的封闭性问题开头，然后再提出较开放性的问题，最后以广泛的、开放性问题结束。这种方式一般在被采访者因为精神紧张、难堪，或因为题目不对口味而不乐意交谈的情况下运用。

这种方式在电话采访中是很常见的。

2. 提问的技巧

提问往往是交谈的起点，是把话题引出的动因。作为记者，要使采访对象打开话匣子，说出有价值的材料，除掌握恰当的提问方式以外，还需要把握一些提问的技巧。

（1）培养感情，融洽气氛提问法 采访时，先用热情友好的话语创造出一种亲近融洽的气氛，然后趁热打铁，切入正题。这种方法的诀窍有二：

> 善于发掘双方在年龄、兴趣、经历、乡土等各方面的亲近点。
>
> 记者对采访对象要像对知心朋友一样，先诉说一些自己的心事或苦衷，引起对方的关心或同情。

（2）"倾听"＋"沉默"提问法 在采访过程中，当你觉得对方回答得太少的时候，不要直接请对方再说，而要在对方回答完毕之后，仍表现出认真倾听的样子，有意识地沉默3~5秒钟。对方以为你还在期待着，常常会接着说下去，于是便会得到额外的收获。

（3）开门见山，直截了当提问法 这种提问法是直接就采访意图发问。它的优点是一针见血，言简意赅。这种方法适用于采访一些"大忙人"，也适用于向大众采访对象提一些简单具体的问题。当对方对有些问题有所避讳时，就不宜直问，否则就会出现不愉快或僵局。

（4）欲擒故纵，诱入圈套提问法 对于执意不回答提问的采访对象，有两种方法：

> 欲擒故纵，即在对方不愿开口的时候，先以礼貌谦恭或体谅的话语来表示尊重对方的意愿而放弃这次采访，这样，常会收到意外的效果，对方反而愿意跟你谈了。
>
> 设置圈套，从某种利害关系的角度来激发采访对象。

选择发问方法，一是因人而问；二是要根据事件的性质决定发问。而以上各种发问方法都有其优点和局限性，在运用时，要根据需要灵活地加以选择，求得最佳效果。

二、采访中交谈的技巧

1. 坦诚与朴实

坦诚、朴实是对记者两个最基本的要求。记者是公众的喉舌，应为公众服务，而不是给公众找麻烦，任何的虚浮与不诚恳都会招致反感。记者不是警官，被采访者不是犯人，谁都有拒绝回答问题的权利，任何缺乏诚意的采访都不会成功。

2. 有耐心

你如果肯原谅别人性格上的弱点，你的采访也就成功了一半。有人反应慢，有人反应快，记者只能是一个不偏不倚的中间人，你要有足够的耐心听取别人的意见，而不能出现赌气、情绪化、头脑发热、意气用事的现象。

3. 学会轻松的提问

成功的采访应该像一次轻松的谈话而不是质问，应该使被采访者感到振作和兴奋。要学会在无拘无束的状态下发问。不要问得太多，职业记者现在已不在谈话中途插问，而是一开始就促使采访对象谈——谈天气，谈体育……什么都谈。为了进行有深度的采访，他们采取无拘无束的提问法，能使对方感到轻松自如。同时，不要伤害采访对象的自尊心，给人留面子也是获得信息的至关重要的一环。

4. 造成同感

同感的意思是"感觉相同"，现在，我们给它下一个有代表性的定义：用别人的眼光去观察世界，设身处地替别人着想。同感建立在理解之上，同感要求我们像爱自己一样去爱别人，不仅能体会到对方的心境，而且能与对方沟通。

成熟的记者知道采访时不能急于求成，尤其是不能与被采访者发生正面冲突。记者的重要职业技巧之一就是随时对被采访者表示出同感。

第2单元 推销的口才艺术

现代社会，市场经济高度发达，商品（产品）正以其超乎寻常的渗透力触及社会生活的方方面面。对企业来说，推销是企业走向市场的唯一途径，是沟通生产与消费、买方与卖方经济联系的一个重要的环节。可以说，没有推销，就没有市场；没有市场，就没有企业的发展。推销的过程，实际上是推销人员运用各种推销技术和手段，说服顾客购买其商品或劳务的过程。推销是面谈交易，整个推销活动中，从接近顾客到解除疑虑，直到最后成交，都离不开口才。

知识库

什么是推销

1. 推销的含义

推销是指推销人员从双方获益的目标出发，通过挖掘人们现实或潜在需求和欲望，运用各种推销的技术和手段，消除人们的疑虑，说服人们购买商品或劳务，从而使被推销对象获得某种满足感的行为过程。推销的实质是推销主体与推销对象之间的买卖关系，推销的关键是"相互获益"。推销必须具备三个基本要素：推销主体、推销对象和推销客体。

2. 推销的分类

产品推销分为广告推销和人员推销。

（1）广告推销　广告作为一种高度大众化的信息传播方式，在树立企业和产品形象、刺激销售方面起到了很大的作用。广告推销具有速度快、范围广、影响大、时间长的特点。但广告对产品信息的传递往往是单向的，不能及时得到顾客对产品的反馈意见。

（2）人员推销　人员推销是直接销售方法，经过营销人员的直接努力，以实现产品销售。人员推销具有双向沟通、反馈及时、指向明确、信息可靠、方法简便、灵活机动三大特点，所以它成为深受欢迎并被广泛采用的一种非常有效的促销方式。

3. 推销的埃达（AIDA）公式

国际推销专家海因兹姆·戈德曼把成功的推销总结成四个步骤，即引起顾客注意—唤起顾客兴趣—激起顾客的购买欲望—促成顾客的购买行为。因为注意、兴趣、欲望、购买四个英文单词的第一个字母分别为A、I、D、A，所以戈德曼的推销步骤又称为国际推销埃达（AIDA）公式。

（1）引起顾客注意　现代推销学和心理学研究表明，在推销现场，推销员的第一句话能否引起顾客的注意至关重要。因此，成功的推销员应始终思考与研究第一句话该说什么，怎样说。常用的"第一句话"的口才技巧有以下几种：

奇言吸引法。即讲出与常人不一样的话，以新奇的语言先声夺人，引人注意。卢米埃尔兄弟开始发明电影的时候，构思了一句精妙的推销奇言："与过去的时间约会。"这句话在很短的时间内传遍法国。

需求吸引法。即推销开始后的第一句话就指出顾客的主要需求而吸引顾客的注意，德国西门子公司之所以能创造出一个"无所不有"的神话，是因为他们的推销员有一大特点，就是永远不说自己有什么，而是先问对方需要什么。

奇怪问题吸引法。即提出一个令顾客感到奇怪的问题去吸引顾客注意力的方法。

有一个销售安全玻璃的业务员，他的业绩一直都维持整个区域的第一名，他是怎样做到的呢？他的秘诀就是去拜访客户的时候先吸引他的注意力，他有一套行之有效的吸引客户的方法。

每当他去拜访一个客户的时候，他的皮箱里面总是放了许多截成15厘米×15厘米的安全玻璃，他随身也带着一个铁锤子，每当他到客户那里后，他就会问客户："您相不相信安全玻璃？"每当客户说不相信的时候，他就把玻璃放在他们面前，拿锤子往桌上一敲，而每当这个时候，许多的客户都会因此而吓一跳，同时，他们会发现玻璃真的没有碎裂开来。然后客户就会说："天哪，真不敢相信。"这时候他就问他们："你想买多少？"直接进行成交的步骤，而整个过程花费的时间还不到1分钟。

（2）唤起顾客兴趣　唤起顾客兴趣的基本方法是针对顾客的不同需求、不同动机，分别采取不同的方法。这些方法归纳起来有两大类，即示范类和情感类。示范类是通过对产品功能、性质、特点的展示以及使用效果的示范表演等，使顾客看到购买产品后获得的好处和利益。情感类主张在引起顾客注意后，从情感沟通开始进行推销活动。

（3）激起顾客的购买欲望　顾客的购买欲望取决于对满足其需要的方式的选择，推销员如果不能消除顾客的顾虑，不能改变顾客的消极心态，不能强化顾客对推销员的积极心态，不能坚定顾客的选择，就不能激起顾客对所推销产品的购买欲望。诱导是用情感激发顾客的购买欲望，而充分说理是用理智去唤起顾客的购买欲望。

（4）促成顾客的购买行为　促成购买，意味着不是坐等顾客自由反应，不是在介绍完产品的优点后就悉听客便。推销人员要不失时机地促进顾客进行关于购买的实质性思考，帮助顾客强化购买意识，进一步说服顾客，促使顾客进行购买。促成购买意味着在完成前面三个推销过程后进行最后的冲刺，或者让顾客表态同意购买，或者虽做不成交易，但要暂时圆满地结束洽谈。

一、推销员应具备的素质

推销要依靠口才，而口才却不是凭空而得的，它首先要求推销员具备一定的素质。

1. 热忱周到的服务意识

有了推销的热忱，才会有购买的热忱。具备了这一点，顾客方面即使有再大的偏见和抗拒，也能克服。推销还要有服务意识，要多做换位思考："我能向他（她）提供哪些服务？"只有周到的服务才能达到好的效果，顾客也能真诚地回报，最终达到双赢。

2. 丰富的知识

一名推销员要具有丰富的知识，要了解和掌握社会知识、文化知识、企业知识、商品知识、用户知识和市场知识等。如果能够掌握较广博的知识，对商品的情况了如指掌，并且能够做出充满趣味的介绍，就能树立顾客的信心，激发其购买欲望；否则，当顾客向推销员询问时，一问三不知，顾客就会丧失购买信心。

3. 敏锐的观察力、判断力和想象力

想要成为一名杰出的营销人员，不仅要锻炼自身的能力，而且要善于把握机会。善胜者不争，善陈者不战，善战者不败。商场如战场，那么如何在市场竞争中游刃有余、始终立于不败之地呢？这就需要有敏锐的观察力和判断力。同时，推销员应该运用富有想象力的语言，栩栩如生地向顾客描述商品的价值以及给客户带来的利益。通过推销员的想象力，能够灵活地从不同角度改变顾客的标准。

4. 提出合理的建议

推销的过程，也就是为消费者设计生活、引导消费者创造消费的过程。在推销商品时，推销员应抓住时机，果断地提出意见和建议，开拓客户的思路，赢得客户的尊敬和信任，最终达到销售目的。

5. 灵活性

一位高超的推销员，应能够巧妙地运用各种推销手段消除顾客的不满，即使是顾客错了，也不要直接说，而是巧妙地解释，不能强辩。推销员要随机应变，不要一口气说出商品的全部优点，而要在推销过程中对商品的优点进行新的补充和解释，这样有助于顾客下决心购买。

二、推销口才的特征

推销员除了需要有事业心和责任感、有从商的经验外，更应具有专业的语言交际能力。推销语言所具有的特点应是推销员必须了如指掌的。

1. 礼节性

推销员只有及时与顾客交流想法，做好宣传，才能达到推销商品、促成交易的目的。在交流过程中，要善于运用礼貌用语，比如"您好，欢迎光临！""请问，您想看看什么？"如果是主动上门推销，更应注意用好礼节性语言。如表示敬意，可用"请教""劳驾""恭请""高见"等；表示谢意或歉意，可用"多谢""费心""打扰""包涵"等；表示谦逊，可用"不敢当""献丑""见笑""岂敢""惭愧"等。

2. 专业性

各行各业的推销员一定要熟练掌握本行业产品的专业知识，要不断地了解新信息，接受新知识，跟上科技日新月异、飞速发展的形势，能用最准确、最明白、最简洁的语言向顾客讲解清楚产品的功能及使用方法，使顾客听了心中有数，看了一目了然。只有专业化程度高，才能在顾客面前不说外行话，像个真正的业内人士；才能如行家般引领顾客跟上新潮流，接受新产品。当顾客对推销员的业务水准表示信任和钦佩时，推销产品的成功率就自然会提高了。

3. 诱惑性

推销员在推销过程中要极力炫耀所推销的商品物美价廉，是顾客最佳的、唯一的选择，诱惑顾客非买不可。推销语言要运用多种修辞手法，具有煽动性和诱惑性。

4. 风趣性

幽默风趣的推销语言可以创造生动活泼的氛围，可以沟通感情，拉近与顾客的距离，在笑声中解除顾客怕上当受骗的心理，达到推销商品的目的。这方面的表现多种多样，有的是用插科打诨的叫卖来推销，如："蚊子药，耗子药，先尝后买，价格不高，哪位捎两包。"有的打着为顾客排忧解难的旗号；有的用吉祥祝福话来推销，这种推销语言，说起来顺口，听起来悦耳，风趣自然，对顾客很有吸引力。

三、推销口才的技巧

一名合格的推销员，仅仅有诚恳和热情是不够的，还要尽可能地掌握谈话的技巧，这样才能掌握推销的主动权。俗话说："十分生意七分谈。"谈生意主要是一个"谈"字，"谈"就是口才交际过程。推销员要讲究推销口才的技巧。

1. "问话语言"技巧

在推销过程中，我们经常发现有的顾客会不假思索地拒绝推销，因此，"推销是从拒绝开始的"这句话一点不假。遇到这种情况，推销员不应"退避三舍"，而应"迎难而上"，这其间，巧妙设问是关键。提问是推销应对口才中最有力的手段，它可以消除双方的强迫感，缓和气氛；可以摸清顾客的心理，也让顾客了解推销员的想法；可以确定推销计划；可以了解顾客的障碍所在，寻找应对措施；可以留有情面地反驳不同意见……总之，一定要熟练掌握、运用它。

> **小锦囊**
>
> 当推销中遇到"不要""今天不买""再说吧"等托词时，推销员要能够分析出顾客说这些话时的不同心理状态：他们可能对价格不满意；可能时机不到；可能不喜欢这个牌子；可能根本无意购买。针对多种状况，推销员就可以有的放矢地发问了。只要顾客有了一次回答，就要抓住机会继续发问，在交流中进一步了解对方，以促成这次交易。

2. "激发语言"技巧

当客户产生购买商品的欲望，但又犹豫不决的时候，适当激发对方的好胜心理，促其迅速做出决断，这就是激发语言技巧。激发语言的技巧要求推销员对顾客有细致入微的观察和活跃的思维，能抓准顾客的心理变化过程，然后确定从哪里打开缺口进行"激发"。"激发语言"技巧的要领是掌握"激"的火候，不可操之过急，不可强买强卖。要先以询问的方式探明买方的底细，同时用弦外之音表明自己商品的优质，再启发顾客发现自己与商品之间的密切关系，然后循循善诱地感染买方，激化买方，做到恰到好处，推动交易成功。

3. "比较语言"技巧

俗话说："不怕不识货，就怕货比货。"顾客选择商品，总是在比较中选择。推销员也要顺应顾客的挑选习惯，研究选购心理。推销员要把自己产品的优点如实告诉顾客，在与同类产品的比较中宣传自己的独特优势。

> 任何一种商品都有其优点，也有其弱点，在采用对比手法推销自己的商品时，首先要注意以事实为依据，不能言过其实。其次，对同类商品的弱点也可以采取从另一角度进行解说的办法，即不大讲特讲同类商品的缺陷，而是用对比的方法讲自己商品在多处有针对性地改进了这些缺陷，多讲改进的原因和改进后的效果，使顾客相信该商品的优越性而决定购买，这样既符合事实，又没有攻击同类产品，还达到了推销的目的。

4. "诱导语言"技巧

在市场竞争中，如何突出自己的商品，把顾客吸引到自己的商品旁边，诱发顾客的消费欲望，需要与众不同的鲜明的语言。所以，这就要求推销员的话应具有强烈的诱导性和渲染色彩。推销中进行诱导的方式很多，最常用的有层层诱导和定向诱导两种。

> 层层诱导是指推销员根据顾客的购买心理，层层引入推销导向的一种口才艺术。层层诱导的推销语言艺术，是在不让对方感受压力的原则上，一层一层地推进，把顾客诱入推销的导向，促其完成购买行为。
>
> 定向诱导是指推销员有目的地诱导顾客做定向回答的说话艺术。

5. "演示"技巧

有的问题如果仅凭三寸之舌还难以让顾客明白，那就要采用实物、图片、模型等来加以说明和演示。小的商品可以随身携带，以便在顾客面前充分展示，而大的商品如房子、电器、汽车、机床等，或抽象的商品如证券、劳务、服务等，因无法随身携带，需要将其好处具体化、形象化。必要时请顾客亲临现场，将商品的功能、特点、使用方法逐一演示，并配合生动有趣的说明，充分展现商品的魅力，这比单靠言辞说明更有吸引力和说服力。

6. "幽默"技巧

幽默语言在营销活动中不仅可以营造轻松活跃的气氛，还为营销工作创造了一个良好的环境。好的语言，会给人留下深刻的印象，由一句话联想到某种产品，是很好的促销方式。幽默的推销语言本身就是一种具有艺术性的广告语。

7. "赞美语言"技巧

人都有满足心理和求美欲望，如果能够得到适当的满足，就会产生快感，容易接受推销。巧妙地夸奖、赞美顾客，顾客听了赞扬的话，有了好心情，再进一步推销自己的产品，并说明绝不强加于他。一赞，一试，说不定推销就成功了。夸奖、赞美人要选好角度，看准可夸奖、赞美之处，恰到好处。不要言过其实，吹捧过度，那样会适得其反。

第三模块　口才艺术

第3单元　律师的口才艺术

一、律师口才的重要性

　　口才是律师才能的重要组成部分，是体现其业务素质的重要标志之一。敏捷善辩的口才对于律师十分重要。口才的作用和意义具体贯彻于律师工作实务的整个过程，体现着律师的涵养和能力，关乎律师的声誉和前程。律师的任务就是通过业务活动，向当事人提供法律帮助，以维护当事人的合法权益，保障国家法律的正确实施。这些任务的完成无不有赖于律师的口头表达。例如：会见刑事被告人及法庭论辩、接见被代理人、询问证人、与审判人员交换意见以及进行法律咨询等。当律师与委托人接触，解答法律咨询，向证人核实证据，进行必要的调查访问和参与谈判时，都要通过语言来进行交流。特别是在出席民事、经济、行政、刑事审判，进行法庭论辩时，律师要在法庭上与公诉人或对方当事人展开面对面论辩，这要求律师必须有善辩的口才，论辩发言要做到生动而不失于轻浮，形象而不失于浅薄，锐利而不失于偏激，感人而不失于过度。因此，对于从事法律工作的律师来说，较高的口语表达能力是必备的素质之一。

二、律师口才的基本要求

1. 有明确的目的性

　　律师口才的发挥，首先要有明确的针对性和目的性。作为一名律师，如果目的不明确，就无法自觉控制整个说话的过程，无法把握谈话的中心，从而思路混乱，无的放矢，达不到预期的效果。律师职业是一个特殊行业，其工作性质关系到人的生命、财产安全及生活中的重大事件、重大问题，是一个抢时间、抢效率的工作。律师的每一次正式谈话都是在严肃、庄重的环境和有限的时间内进行的。为此，律师必须在与对方的交流过程中，严格按照自己预定的目标发言，不可随意发挥，偏离目标。

2. 有良好的口才基本功

　　（1）用语通俗，避免词不达意　　律师在说话的时候，每一个句子都要明白畅达，避免使用艰涩词汇。当必须使用专业术语时，也要将其解释得通俗易懂。只有用语简明通俗，当事人才听得懂，才利于更好地为其服务。

第3单元　律师的口才艺术

（2）看对象说话，掌握分寸　无论在何种场合、何种环境，一个合格的律师在说话、论辩的时候，都要坦白率直，细心谨慎。那种信口开河，放连珠炮式的讲话不是律师的说话风格，而且只会使人厌烦，无益于工作的开展。

3. 有特殊的情感特点

律师在工作中用口才表达情感，除了与一般人的表达情感有共同点外，还要有其特殊的情感特点：

（1）坚定性　由于律师工作的特殊性，不允许其以个人情感代替法律和政策，而要求表达维护法律尊严和人民群众利益的情感。凡不符合这一原则的情感，在律师口语中都要加以节制，以保持坚定性。

（2）掩饰性　作为法律工作者，律师要通过合乎法律的程序，以铿锵有力、字字千钧的语言来表达深层次的情感。律师的爱与憎的深厚情感应当掩而不露，在正式场合要从容不迫，沉着应对，而不要怒发冲冠，气急败坏，更不能乱喊乱叫，歇斯底里。

（3）灵活性　由于律师口才表达的对象是多种多样的，因而情感的表达就不能一成不变。在法庭上、事务所或其他地方，情感的处理方式不能一样。对当事人做无罪辩护和从轻量刑辩护，情感上也是有区别的。

4. 有高超的应变能力

律师在口语表达中，还应具有排除意外干扰，应付意外情况，保证表达顺利进行的能力。对所遇到的意外情况，律师应能够当机立断，迅速做出判断和反应。律师的口语表达要求比一般人快，当接到信息之后，经过大脑的处理，再反馈出去的时间要比一般人短才好。特别是在法庭论辩中，当公诉人与律师单刀直入地对案件的某一点进行论辩时，需要律师在3~5秒对对方的提问做出回答。

三、律师口才的内容与技巧

1. 律师的说服口才

（1）说服证人　证人是指根据公安机关、人民检察院和人民法院的要求，陈述自己所知道的案件事实情况的人。可是，不同的证人在对待作证义务的态度上，却大相径庭。有的证人拒不作证；有的证人有意作伪证；有的证人隐匿罪证。这些证人都不可能给律师、公安、司法机关工作人员提供真实可靠的证言。因此，律师在会见证人时，如果遇到证人对作证有消极反应、抵触情绪时，一定要说服证人讲实话，以使自己的办案工作顺利进行。

律师在开始询问前，应首先向证人做自我介绍，出示身份证件，说明自己的职务、职称、姓名，让对方先了解自己。

然后应简单说明询问的目的和要求，或简单介绍案件有关的情况，以引起证人的注意。

律师在询问中应保持心平气和，对证人不要有任何粗暴、侮辱和轻蔑的表示，对证人的伪证、拒证或者无关紧要的陈述要耐心，表现出认真听取的态度。

应努力表现出对证人陈述的高度兴趣，善于倾听证人的陈述，以此促使证人对询问和陈述产生更大的积极性。

最后，在询问结束时，律师应考虑一下证人回家的时间是否太晚、交通工具怎么样、食宿怎样，以及下次询问的时间安排等情况。

临别时，应向证人说一些诸如"您走好"之类的话，还应将证人送出大门。这既是基本的礼貌表现，也是使证人在以后的重复询问中能够保持积极性的方法之一。

（2）说服法官 从最广泛的意义上讲，律师的口才艺术就是为了促成己方欲获得的判决而以口头的形式向法官阐述案子的方法。归根结底，律师的口才艺术表现在说服法官上。律师的目标就是不惜一切代价地去说服法官。

律师要想说服法官，就要准确地引用法律条文，以法律为依据，以事实为准绳。

辩护要简洁明了、论点突出。

讲话要有文采，调动起法官认真倾听的欲望。

向法官阐述案情时，言辞要富于条理。

适时插入一句诙谐的戏谑语，改变严重对抗的局面。

2. 律师的论辩口才

律师论辩是具有律师身份或者从事律师工作的人员，接受当事人的委托或经法院指定，在诉讼活动中，针对某个具体案件的事实、情节、证据，就适用法律和法律责任等方面与对方律师或当事人展开相互争论和反驳的活动。论辩的目的一是维护法律的尊严，保障法律的正确实施；二是维护国家、集体和公民个人的合法权益。

实践表明，凡是律师论辩开展得好的地方，那里的办案质量就高，反复就少，当事人就满意，就能很好地维护法律公正公平的实施；凡是律师论辩开展得不好的地方，那里的办案质量就差，当事人的意见就多，法律的天平在某种程度上就会有偏差。由此可见，认真开展律师论辩意义重大。

要在法庭论辩中成功，律师必须先弄清案情，特别是要弄清案情的主要情节，使自己的论辩有充分、坚实的事实基础，这是获得辩护成功的首要条件。还要以法律为准绳，用法律来衡量事实、确定事实。一个有好口才的律师，在论辩时，要坚持以理服人，要做到论证有力，论据坚实；应当用词谨慎，严肃认真，不要言辞轻佻，朝令夕改。同时，必须注意语言的节奏和论辩的语调，做到有感而发，发而有序。

3. 律师的咨询口才

律师的咨询口才包括接待口才、顾问口才、谈判口才和调解口才等，这些工作同样需要针对性、严肃性和简洁性等口才技巧。

（1）接待口才　在接待的人员中，有的人性格傲慢，趾高气扬；有的人谈锋甚健，滔滔不绝；有的人寡言少语，难露声色；有的人嬉笑怒骂，溢于言表；有的人酸甜苦辣，深藏于心。因此，律师在接待中要针对不同的人、不同的目的进行适当的口语表达，不可总是一套官话，一成不变。

（2）顾问口才　律师担任法律顾问的业务范围十分广泛，许多业务都涉及律师口才问题，这就决定了律师担任法律顾问时的口才特点是：说实话，讲真情，讲原则，有分寸，讲效率，贵简明，善应变，巧应付。

（3）谈判口才　参与谈判是律师为当事人提供法律服务的重要方式。律师要利用自己的职业口才，为当事人参加各种谈判或签订法律文书提供专项咨询服务。律师谈判是一个复杂的过程。有时表现为合作，有时表现为对抗，有时紧迫，有时让步，有时说服对方，有时拒绝对方等，变幻莫测。对于不同的对手，一个好律师应当有不同的谈判方式和语言技巧。

（4）调解口才　律师的调解工作是指律师用自己超凡的口语才华，以中间人身份主持调解，解决矛盾的过程。律师调解时的口语表达同样要做到详细周到，紧扣议题，用词要准确鲜明、精练概括、严谨灵活和通俗易懂。

每章一练

1. 记者的提问方式有哪些？常见的提问技巧是什么？
2. 记者在采访中，交谈时有哪些技巧？
3. 什么是推销？它分为哪几类？
4. 埃达（AIDA）公式是什么？
5. 推销口才有什么特征？技巧有哪些？
6. 律师口才的基本要求是什么？其内容和技巧有哪些？

第四模块

社交口才

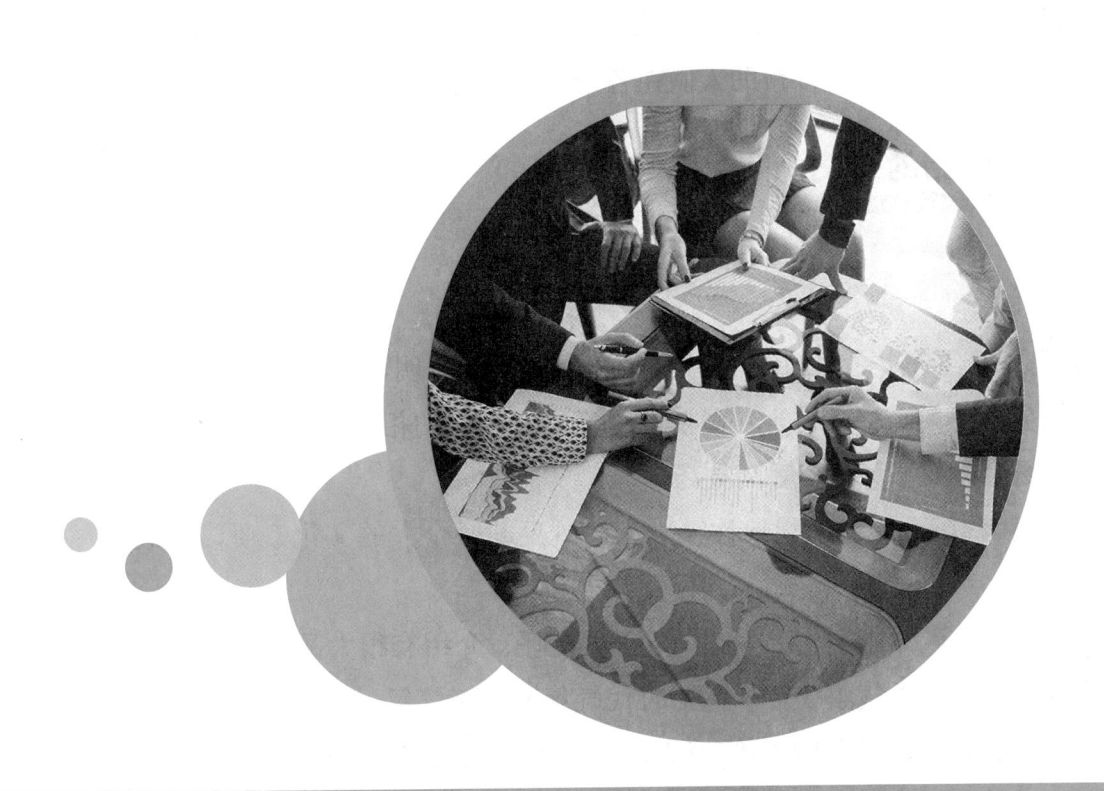

本模块概述

　　说话是一种简单的技能，但是要成为一个出色的口语表达者，是一件非常不容易的事。社交中，良好的谈话技巧可以帮助人们在各个领域取得成绩。本模块主要就社交中招呼、介绍、选择话题、问答、拒绝电话语言中的口才技巧以及常见的几种具体的社交口才进行介绍和讲解。

教学目标

　　1.了解招呼、介绍、选择话题、问答语言。
　　2.了解拜访、接待、表扬、批评、劝慰、道歉、说服和拒绝等社交口才的技巧。

第1单元　推销的口才艺术

说话是一种简单的技能，但是要成为一个出色的口语表达者，是一件非常不容易的事。社交中，良好的谈话技巧可以帮助人们在各个领域取得成绩。

一、招呼和介绍的技巧

1. 招呼技巧

打招呼是开启交谈之门的一把钥匙。心理学研究表明，社交场合，人们对别人如何称呼自己是十分敏感的，称呼得当，能使双方产生心理上的相容，交际就会变得顺利起来。因此，在社交场合中要注意打招呼的技巧。

（1）**礼貌称呼**　能否礼貌地称呼别人，既反映一个人的文化素质，也表现一个人的思想修养。

（2）**观看对象、视察环境**　交际场合对招呼、介绍有很大的制约作用，打招呼的技巧首先要看对象和当时的气氛场合，包括时代气氛和环境气氛，否则就做不到得体、正确。不得体、不正确的称呼轻则影响"第一印象"，重则会导致交谈失败，甚至酿成悲剧。此外，称呼还要看与对方熟悉与否，关系如何，不能乱叫人。

（3）**随俗寒暄**　称呼的地域性主要表现在以下几方面：

> 每个地方有每个地方的方言土语，自然也就有了方言称呼。
>
> 在称呼别人时，有的地方叫法不一样，如在西方，小孩子往往直呼长辈的名字，而这在我们中国人心理上是难以接受的。

如果不了解称呼的地域性，盲目称呼，往往造成误会，使人反感。

（4）**记住姓名**　记住对方的姓名，人们会产生愉悦甚至感动之情，有利于交往。遇见熟人，如能脱口叫出他的名字，显得自然而亲切；如果叫不出对方的名字，就会感到语塞，交往的大门就不容易打开。

另外，同陌生人第一次接触，应当问问"您贵姓？""怎样称呼您？"尽可能在不十分熟悉之前就记住对方的名字，使他人产生备受重视的感觉。

2. 介绍技巧

（1）自我介绍的技巧　进行自我介绍，务必要自然、友善、亲切、随和。既不要畏首畏尾，也不要虚张声势，轻浮夸张，矫揉造作，应显得落落大方，笑容可掬。介绍自己以半分钟左右为佳，如无特殊情况，最好不要超过一分钟。同时，自我介绍要力求真实。

（2）介绍他人的技巧　介绍他人又称第三者介绍，它是经第三者为彼此不相识的双方引见、介绍的一种方式。决定为他人作介绍，要审时度势，熟悉双方的情况。如有可能，在为他人作介绍之前，最好先征求一下双方的意见，以免为原本相识者或关系恶劣者去作介绍。在为他人作介绍时，先介绍谁，后介绍谁，是一个比较敏感的礼仪问题。处理这一问题，必须遵循"尊者优先了解情况"的规则，先介绍位卑者，后介绍位尊者。

二、选择话题的技巧

在交际中，不同的社交目的应选择不同的话题。总的原则是要选择正确、恰当的话题，即与场合情景协调的话题。

1. 捕捉对方所关心的话题

美国心理学家马兹洛说过，人人都有"受人肯定的欲望"。心理学也认为："每个人都把自己的事看得很重要。""任何人都希望自己存在的价值及重要性能得到他人的肯定。"因此，在社交场合说话要注意"适度尊重对方"，最好的方法就是抓住对方所热衷的人或事展开话题。

2. 选择趣味性浓的话题

趣味性浓的话题，能使人与人之间心里充实，心意相通。社交场合，要让在场的人愉快、开心，很重要的一点就是选择趣味性浓的话题。因此，在日常生活中，不妨多收集一些有趣的话题，以便在合适的场合派上用场。

3. 选择有人情味的话题

在社交场合，若要打动人并使别人能接受自己，谈话就一定要富有人情味，使听众与自己产生共鸣。人的感情总是相通的，只要不是故作多情，无病呻吟，在社交场合与人交谈时，就要恰如其分地使自己的话带有人情味，使人觉得亲切、甜美而又切实可信。

4. 应回避的话题

社交谈话中，应遵循的"回避原则"，要注意避开那些不合适的、不受欢迎的话题。一般而言，与身体缺陷、家庭不幸以及各种歧视问题等有关的话题要慎谈；有关政治理念、宗教等问题更应慎重。另外，特定的场合有着特定的敏感话题，譬如在一些喜庆场合，千万不要讲晦气的话；在葬礼等场合，就不应该开玩笑。

三、问答语言的技巧

1. 提问技巧

语言交际的基本形式是提问和回答，而提问在交际活动中占主导地位。好的提问能引导对方讲话，打破讲话过程中的沉默局面，启发对方思考某个问题，了解对方在某个问题上的真实想法。提问要提得好、问得巧，对方才能答得好、答得妙。因此，在社交活动中，应注意做到以下两点：询问以礼，尊重对方；触景生"问"，一问双关。

2. 回答技巧

社交中，回答技巧也有很多，主要有谦虚作答、避免炫耀、以问代答、出其不意、避开锋芒、侧面回答等。

四、拒绝语言的技巧

在人际交往中，有接受，也难免有拒绝。如果不善于拒绝，就有可能得罪一位多年的深交。因此，掌握和运用拒绝他人的语言技巧，做到既不伤害对方的自尊和感情，又获得对方的理解和支持。社交口才中，拒绝语言的技巧主要有间接拒绝、迂回否定、模糊语言和幽默劝导等。

1. 间接拒绝

当别人提出的问题或要求自己不能满足时，要间接拒绝，避免刺伤他人自尊心。

2. 迂回否定

不能满足对方提出的要求时，先迂回，再拒绝。

3. 模糊语言

别人所提的要求是自己不愿意或不同意的，或别人所提的问题很难回答，甚至会使自己陷于困境时，用模棱两可的语言来回答，摆脱困境，并保持友好关系。

4. 幽默劝导

对于别人提出的要求不能满足，可以幽默地规劝他人主动放弃。

五、电话语言的技巧

1. 态度热情，语言礼貌

打电话与面谈显然有别，传到对方的是声音，因此语气、语调显得尤为重要。打电话时，应自然发声，不必故意做出嗲声嗲气的"假嗓子"。对于许多嗓音不足的人，要力争做到口齿清晰。话筒既不能贴得太近，也不可离得太远；语速要稍缓，语气应平和。必要时，也可适当升调向对方致意，给对方以亲切感，但不可装腔作势。

2. 控制时间，语言简洁

打电话要控制好时间。一是选择适当的时间。一般而言，在三餐时间或早上7时（假日8时）以前、晚10时以后不宜打电话打扰他人，除了紧急事情，切忌半夜三更打电话给他人。二是拨号后要有耐心，如果对方一时未接，也要等到铃响六七次后才能放下话筒。三是通话时间也要控制。尽量长话短说，一般以2~3分钟为宜，如果一次电话要用5分钟以上，应先说要办的事，并问"您现在跟我谈话方便吗？"若这时不方便，就和对方另约一个时间再谈。必要时，还须在打电话之前，草拟一个计划，知道该说些什么。

接电话要做到简洁、顺畅。电话铃声一响，就应该拿起话筒自我介绍和说清楚要求通话之人，避免浪费时间；若电话中对方说的话很重要，最好准备好纸和笔放在旁边，同时对着听筒重复对方的话，以检验是否正确。

3. 听话认真，礼貌结束

仔细倾听对方的讲话，把耳朵贴近话筒。为了表示在专心聆听，并且已经理解，还要不时地称"对"道"是"，以表示积极的反馈。当电话交谈结束时，可询问对方"还有什么事？""我说清楚了吗？"这既是尊重对方，也是提醒对方，最后以"再见"之类的礼貌语结束。

4. 交谈明确，应答从容

由于生意上的关系，利用电话进行交际、联络是很经常的事。为了把公司交代下来的业务工作做好，在未打电话与对方联络时，首先要把说话内容整理好。由于电话的交谈，彼此只能靠声音传达意见或希望。于是除了接电话者要慎重地做记录备忘外，说话者为了详尽、有条理地传达意见，有必要事先把自己想说的内容做归纳整理。清晰明确的电话交谈，才能达到打电话的效果；接到找人的电话，不管找谁，接听电话的人都要注意交转电话的礼仪。

第2单元　常见的社交艺术

一、拜访与接待

拜访和接待是人们常见的社会交往方式。对不同的关系、不同的人群，要区别对待，因人因事而异。一般说来，在拜访和接待的语言中，要体现出亲疏有别，远近有别，男女有别，忙闲有别，要把握谈话的分寸。

1. 拜访应注意的事项

拜访是一种有目的的社交行为，或为增进友谊，或为消除误会，或有事相求，或专为礼节性拜访。

（1）选择恰当的拜访时机　拜访是一种主动行为，需要得到被拜访人的接待，所以要选择恰当的时机。拜访时间的选择对于实现拜访目的有很大影响。一般说来，清晨、吃饭时、午休时、深夜均不宜登门拜访。要选择好拜访的时间、地点。是去办公室还是去家里，是上班时间还是在家时间，拜访时间是长还是短，这些都要根据具体情况而定，不能随意冒昧前往。

（2）文明礼貌　拜访是一种规范的社交行为，拜访者要体现出应有的礼貌。要做到衣帽整洁、举止有度。要注意多用谦词、敬辞。特别要注意小节，如抽烟、吐痰等都不可随意而为。

（3）把握拜访语言　拜访是指为了礼仪或某种特定目的而进行的访问、访晤。不同形式、不同目的的拜访，会话语言各不相同，但它们在结构上却存在着共性。就日常拜访语而言，有进门语、寒暄语和辞别语。

进门语。到了被拜访者的家门口，要先轻轻地敲门，或者短促地按一下门铃。即使门开着，也应很有礼貌地问一声："请问，×××在家吗？"或者问："请问，屋里有人吗？"听到回答后再进入，不要贸然闯入。同主人见面后，应立即打招呼。至于怎样打招呼，应根据拜访的形式和内容而定。

寒暄语。在社交活动中，寒暄是双方见面叙谈家常的应酬语言。带给人们的是关心、亲切的温暖之情。在拜访中，宾主坐定以后的寒暄语，应注意以下几个问题：话题应自然引出，寒暄的内容很广，诸如天气冷暖、小孩的学习情况、老人的健康状况以及最近发生的新闻趣事等，都可以作为寒暄的话题；寒暄内容一定要符合情境、习惯，不可以随心所欲，信口开河，避免犯禁忌。

辞别语。辞别语即拜访结束后的告别语。辞别语的使用有以下几种：同进门语相呼应；客人在辞别时，应对主人的热情款待表示谢意，并请主人留步，例如："十分感谢您的盛情款待，再见！""就送到这里，请回吧。"还可以邀请对方来自己家做客。

2. 接待

"来而不往非礼也"，接待是拜访的承受者。接待包括迎客、交谈、送客三个环节。

（1）接待环节

迎客。好客、敬客是文明的象征。作为主人对已经知道要前来的拜访者，应该有所准备。对拜访者应该多用敬辞，表达欢迎之意。即使对不速之客或你心中并不欢迎的拜访者，也要表示出主人基本的礼貌和姿态。

交谈。一般来说，与拜访者的谈话应该在态度十分客气、气氛十分融洽中进行。对礼节性拜访者，要表达谢意，对对方所做工作给予赞美和肯定。对公关性拜访者，应多谈友谊之词，表达愿意合作之意，对能给予帮助的，要不遗余力，对帮不上忙的事，可表示自己的歉意，也可以提出建议。对工作性拜访者，要做到平易近人，多用商量的口吻。对亲朋性拜访者，则可以放松一些，谈谈自己，也可以问问对方及家人的情况，表达出关心之意。

送客。客人将离去时，要表达挽留之意，但对一般拜访者不可强留。送客时，要亲自送出门外，再目送其离去，对十分亲密的人，要多送一程。送客时要讲欢送言语，比如"不能再待会儿吗？""您慢走！""欢迎再来。"

（2）做一个热情好客的主人 古人云："有朋自远方来，不亦乐乎。"然而，不善言谈的主人，往往在客人面前手足无措，使客人感到十分尴尬。那么做一位热情好客的主人，在言谈上应注意以下技巧：

塑造主人热情好客的形象。作为主人，首先应对来访者的进门语做礼貌周全、热情的应答，可以表示慰问或感谢。在接待应酬中，主人要能够一见面就主动叫出来访者的姓名，这样可以迅速缩短主客之间的距离，建立友好关系。但是，在接待中，难免出现叫不出名的情况，这便需要用巧妙的语言加以掩饰。如说："对不起，上次没听清你的名字。""哇！你今天穿得这么漂亮，我一时认不出你了。""你和×××太像了，你的名字叫……"

谈话要因人而异。①谈话方式因人而异。来访的客人在年龄、性别、文化层次、职业以及来访的目的等方面都各不相同，这就要求主人具备与各种不同的来访者侃侃而谈的本领。②谈话内容因人而异。作为主人，应尽快弄清来访者的意图，以便迅速确定谈话话题，顺应客人的心愿，给客人以愉快的感受。相反，不了解来访者的意图，谈话就可能出现"话不投机"的尴尬局面。

二、表扬与批评

表扬、批评是社交中经常采用的手段。表扬与批评是既矛盾又对立统一的。表扬、批评的运用有很强的艺术性。

1. 表扬

表扬是一方对另一方的优点、成绩给予称赞、夸奖。在人际交往中，恰当地运用表扬能够起到意想不到的作用。

（1）表扬的作用

表扬是人际关系的融合剂。能够看到别人的优点，能够诚恳地赞扬别人，一方面表现出自己的慧眼和谦逊；另一方面也会得到别人的感激和信任。表扬可以增进感情，加深友谊，密切关系。从一定程度上说，表扬别人，就是肯定了自己。

表扬是对人的肯定。喜欢听别人赞扬是人类的共性，自己的长处、优点被人发现并受到肯定，会从心理上产生一种满足感、愉悦感。

表扬是人前进的动力。人的进步需要动力，战胜困难需要勇气，而表扬就是精神动力的重要源泉。

（2）表扬的技巧

准确把握机遇。表扬要选好、选准时机。一是表扬的时间。要根据交际的具体情况，要做到不前不后，恰到好处。二是表扬的内容。一个人的长处、优点很多，哪些是最亮点，说出来效果最好，要准确把握。

善于发现亮点。表扬要有目标，适时、适当发现别人的亮点是表扬的基础。亮点有大小之分，但亮点就是亮点，不能因其小而视而不见。寻找亮点要细心观察，准确定位，抓住关键环节，有时会产生意想不到的效果。表扬要具体、实在，不能给人虚的感觉。

用语贴切、恰当。赞扬他人的优点，特别是在公众场合，用语一定要贴切、恰当。不要说过头话，说得过分了，使被表扬的人难以接受，甚至会有被戏弄的感觉，旁听的人以为是在过分地讨好人家，也会产生厌烦情绪。这样的表扬不仅达不到应有的目的，还会弄巧成拙。

2. 批评

在社会交往中，批评也是时常用到的。人非圣贤，孰能无过？俗话说："良药苦口利于病，忠言逆耳利于行。"奥斯特洛夫斯基说："批评，这是正常的血液循环，没有它，就难免有停滞和生病的现象。"

（1）批评的方法

注意态度、语气。受批评的人能不能接受，在很大程度上取决于批评人时的态度和语气。要具体区分被批评人的年龄、性别、职务，对下级则要以爱护、帮助的态度；对比自己职务高的领导，要以虚心的语气；对儿童要有耐心，表现出爱心；对老人要使用尊敬的语气，不要给人以居高临下的感觉。

把握批评的目标、动机。一是批评要有明确的目标，是对某个人，还是对一群人，不能无的放矢，乱批评一气。二是明确为什么要批评，要达到什么目的。批评不能由着性子来，看谁不顺眼就批评谁几句。

批评要追求圆满的结果。批评的目的在于帮助和爱护，如果经过批评留下不愉快或结下仇怨就没有达到目的。这就需要批评者考虑周全，把握好尺度。对一时接受不了的人，过后要多做解释，消除误解，求得团结。

"忠言逆耳利于行"这句话经常被用来告诫人们要虚心接受批评，不应计较批评的方法。作为批评者，要使自己的批评为被批评者所接受，做到忠言不逆耳，是需要讲究批评的语言艺术和方式方法的。

（2）批评的技巧

先赞扬后批评。心理学研究表明，影响批评接受程度的主要障碍，是人们担心批评会伤害自己的面子，损害自己的利益。如果在批评前，先抓住对方的长处给以真诚的赞美而后批评，就能化解被批评者的对立情绪，使批评在和谐的气氛中进行，达到预想的效果。这种方法尤其适用于对待个性倔强的人。

批评方式因人而异。年轻人涉世不深，思想上不够成熟，对他们进行批评时，最好是语重心长地直接批评，不宜转弯抹角、含含糊糊，以免误解批评的意图。对于自觉性较高的成年人，对其缺点、过失，宜选择适当时机、场合，略微提醒，没有必要多言多语。下级对上级，晚辈对长辈，难于启齿批评对方，不妨以自责来促使对方深思反省，以自我批评的方式达到委婉、含蓄地批评对方的目的。

选择恰当的时机和场合进行批评。批评时机的选择和把握，是使批评收到良好效果的重要一环。一是待双方交谈比较融洽时再批评。二是待双方冷静后再批评。三是尽可能避免在大庭广众面前指名道姓地批评别人。

点到为止。一般来说，人们对批评都是非常敏感的，不管你采取什么方式、方法。所以，批评的话语点到为止，不能无休无止，否则也许会适得其反。

侧面提醒。批评人时，一般不宜当面横加指责，而应采取侧面提醒或从旁渗透的方法。被批评的人一般都会对号入座，检讨自己，从而达到批评的目的。

批评时巧用幽默。巧用幽默的批评，往往以半开玩笑、半认真的方式提出，其语言轻松、温和、含蓄，有的还蕴涵着深刻的智慧与哲理，引人深思，发人深省。这样就能消除被批评者的恐惧、不安，或对立、拒绝，或沮丧、泄气的心理状态。让被批评者在笑声中心情舒畅地接受批评。寓批评于风趣幽默之中，轻松一笑之中使被批评的人欣然接受。

三、劝慰与道歉

当同事、朋友、亲属遇到了麻烦，遭到了不幸时，理应伸出援助之手，努力排忧解难，给不幸者以安慰鼓励。当我们自己做错了事时，就应及时承认，及时道歉。

1. 劝慰

给予不幸者以劝慰，是为人处世的一种美德。但是，要使我们的劝慰真正收到实效，必须遵守劝慰的基本要求，并讲究劝慰的语言技巧。

（1）劝慰的基本要求

要选择恰当的时机。劝慰的效果好坏，在很大程度上取决于能否选择恰当的时机。当一个人的情绪处于失控的状态时，任何人的安慰都听不进去，这时不要火上浇油，还是等他冷静下来，再交谈为好。对生老病死等突发事件要注意及时安慰。

要同情，不要怜悯。当一个人遭到挫折和不幸的时候，十分需要别人的同情。真挚的同情，是站在完全平等的地位上交流思想感情，给对方以精神和道义上的支持，并分担对方的感情痛苦，使他们增强战胜困难的信心。怜悯不是平等的思想感情的交流，而是对不幸者的感情施舍。这种施舍一方面会刺伤不幸者的自尊心，激起他们的反感，从心理上拒绝接受；另一方面会使不幸者更加心灰意冷，无法振作。

要鼓励，不要埋怨。遭遇不幸和挫折的人，由于一时无法摆脱感情的羁绊，往往会垂头丧气、消极悲观。此时，最重要的是要通过积极的鼓励，给予信心和勇气，让他在困难的时候看到光明的前景。消极埋怨只会使不幸者更加悲观，个别情感脆弱的甚至会酿成悲剧。

要安抚，不要训人。当一个人遇到某种挫折，精神处于迷惘状态时，要针对对方的心理，情真意切地循循善诱，积极引导，动之以情，晓之以理，给对方以心灵上的抚慰。如果以教训的口吻讲大道理，只能使对方更加不安，甚至产生破罐子破摔的情绪。

（2）劝慰的技巧

劝慰被人歧视者。在现实生活中，那些因生理缺陷或因其他原因被人歧视的人，往往都存在着共同的心理缺陷——自卑。因此，劝慰时应多讲些有关类似名人的模范事迹，鼓励他不向命运屈服，从而唤醒其自尊心和自信心，使他坚信只要充分发挥自己的主观能动性，便能够争取人生的幸福，实现人生的价值。

劝慰病人。一般来说，生病的人都会感到心情烦躁，有的病人还会顾虑重重，住院的病人更常常感到寂寞、孤单和愁闷。因此，在探望病人时，要根据他的情况决定谈话的内容，达到让病人精神愉快的目的。探望身患绝症的病人，即使友情很深，也不能在病人面前露出哀伤的情绪，以免给病人造成精神上的压力和负担，而应同病人交谈愉快的事情，多讲些安慰、鼓励的话。

劝慰事业上屡遭挫折、失败者。对于胸怀大志而又在事业上屡遭挫折、失败的不幸者，最重要的是对其事业心的充分理解、支持。对于他们，劝慰应遵循的原则是：理解多于抚慰，鼓励多于同情。最好的安慰，是帮助他们总结经验教训，分析面临的诸多有利和不利条件，克服灰心丧气的情绪，树立必胜的信念。

劝慰丧亲者。亲人或好友去世，死者家属的悲痛心情是可想而知的。安慰这一类不幸者，应当注意倾听对方的回忆、哭诉，让其悲痛的心情得以宣泄、释放，这样有利于较快恢复心理平衡。

除以上几种劝慰技巧以外，在社交生活中，为了减轻不幸者的痛苦，帮助不幸者重振精神，有时还需要采用一种特殊的技巧：用善意的谎言去安慰别人。对于他们来说，善意的谎言胜过不该说的真话，这种方法尤其适用于那些感情脆弱、意志薄弱、身体虚弱的不幸者。

2. 道歉的技巧

一个人一生中不做错事是不可能的，重要的是错了就应该及时承认、及时道歉。如果我们每个人都能这样做，就会减少许多不必要的矛盾和纠纷。

（1）道歉时的语气和态度　真诚的道歉，应该做到语气温和，态度坦诚而不谦卑。道歉时目光友好地看着对方，并多用一些礼貌用语，如"请包涵""请原谅"等。同时，道歉的语言以简洁为好。只要表明了自己的态度，对方也表示谅解就行了，切忌重复、啰唆。

（2）先道歉后解释　有错就应先认错、道歉，以诚恳的态度取得对方的谅解。千万不要找客观原因，为自己的错误做过多的辩解、开脱，使对方怀疑你的诚意，从而扩大裂痕，加深隔阂。如确有非解释不可的地方，应在道歉之后再做解释，才能表示自己的诚意。

（3）利用第三者转致歉意　当双方成见很深，而对方又正处在气头上，什么话都听不进的时候，最好先请第三者转致歉意，待对方火气平息之后，再当面赔礼、道歉，互相沟通。

（4）没有错有时也需要道歉　这种情况常适用于管理者。当你的下属在工作中未能恪尽职守，或者完全尽力，但仍然使某一方面的工作未尽如人意，给他人造成损失时，为了促使下属进一步反省，也为了挽回单位的信誉，作为管理者，应诚恳、庄重地向对方或公众表达歉意，以求谅解。

四、说服与拒绝

在社会交往中，很多时候需要说服别人接受自己的观点，支持自己的工作，理解自己的意图，也有很多时候需要拒绝别人的要求，因此，要想做好说服和拒绝，就需要学会一定的方法，掌握一定的技巧。

1. 说服

语言沟通的最高境界不是口若悬河，也非出口成章，而是成功地说服别人。说服就是以摆事实、讲道理的方法让别人听从、服从自己。说服的目的就是统一思想，化解矛盾，达成共识。

（1）说服的方法

了解对方是说服对方的基础。要想说服对方，就要仔细研究对方，深入了解对方的有关情况，比如对方的性格、长处、兴趣、爱好、情绪、想法等，以便有针对性地说服。

说服别人一定要有耐心。做说服工作，对方立即点头，改弦易辙，"一言惊醒梦中人"这样的情况并不多见，更多的是要经历艰难曲折。这时就要有做长期说服工作的准备。要情、理并用，人都是有感情、懂道理的。要说服别人，就要以情入手，以理服人，逐步解释一些细节和要点，逐渐消除对方的成见和抵触。

循序渐进，充分诱导。说服不能一蹴而就。一般被说服人都要产生反说服的心理，有时越努力，就越不能成功。所以就要运用循序渐进的诱导方式。如设法了解对方的想法和凭据，进行换位思考，再因势利导，让对方逐步接受自己的观点。

（2）说服的技巧

先扬后抑。就是先表扬，后批评。表扬容易使对方有面子，同时也能拉近双方的感情。在此基础上，再指出其不足，批评其错误。

直言利害。对被说服人直接陈述利害，一针见血，从而使被说服人放弃自己的意见、主张，服从自己的要求。

巧妙迂回。欲说服对方，不直言点明，采取迂回包抄的办法。通过这种方法使被说服者恍然大悟，进而被说服。

逼其就范。有时有的人为了实现和达到自己的某种目的，会不顾情理，那么对他们就可以先礼后兵。所谓先礼后兵，就是在动之以情、晓之以理后仍不能使其服从，那么就要来"硬"的，让他在事实面前看到不服从将产生不利的后果。这种方法就是在一定程度上给予对方压力，迫使其服从。

2. 拒绝

拒绝是社交中常有的事情。拒绝就是对别人的观点、意见不能同意或接受，对别人的要求、愿望不能达到或满足，对别人的行动、工作不能支持或配合。拒绝别人是很为难的事情，要既达到拒绝的目的，又要让对方能欣然接受，便要学会一些技巧。

委婉拒绝。通过顾左右而言他，巧妙、委婉地拒绝。

转移话题。对来访征求意见的人不做正面回答，而是岔开话题，婉言拒绝。"今天遇到点事，心情不好。谈点别的吧。""这事还是以后再谈，我们先吃饭。"

据理直言。对那些不合情理的要求、做法，可以明确告之不同意见，没有必要去花费时间和精力。要以理否定，以例证明，有理有据地拒绝。

归谬否定。认真研究对方意见，寻找不足，指出不合逻辑、不合情理之处，形成自我否定，然后加以拒绝。

先扬后抑。先表扬对方一番，肯定他的好处、优点，从而拉近感情，然后再说出自己的难处，请对方理解。

避开自己的参与，另出一个主意或意见，实现拒绝的目的。

沉默不语。有时可以保持沉默，不言不语，以此来表示拒绝。如可以装作没注意、没听见或没看见，或用看表、打哈欠等暗示对方离开。

每章一练

1. 招呼和介绍的技巧有哪些？
2. 社交口才中，问答语言、拒绝语言和电话语言各有什么特点？
3. 拜访与接待时应注意什么？
4. 表扬、批评、劝慰、道歉、说服与拒绝的口才技巧各有哪些？试举一例说明。

第五模块

论辩口才

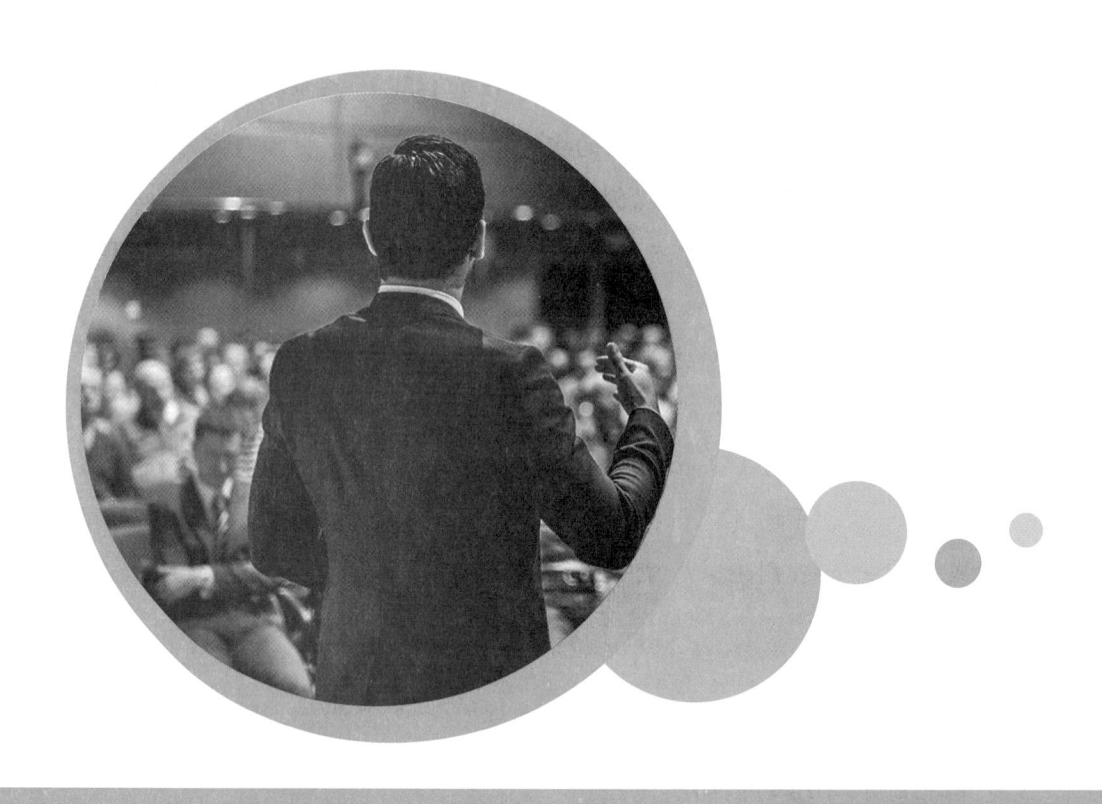

本模块概述

在口语表达的诸多形式中，论辩是口才中的精华，也是口才训练中的重点和难点，是各种素质、各种知识的综合体现。本模块主要就论辩的概念、类型、特点、技巧以及论辩赛的有关知识进行介绍和讲解。

教学目标

1. 掌握论辩的概念、类型和特点。
2. 熟悉论辩口才的方法技巧、立论和反驳技巧以及进攻和防守的关系。
3. 了解论辩赛的组织、评判以及准备方面的知识。

第五模块　论辩口才

第1单元　论辩概述

一、论辩的概念

1. 论辩的含义

"论辩",又称"辩论"。"论"是议论、讲述;"辩"就是辩解、辩驳。论辩是指运用口头语言进行争论,也就是参与对话的双方,站在相对立的立场上,就同一问题进行针锋相对的争论。首先,论辩是一种对话形式。论辩是讨论问题的一种良好形式,论辩比讨论更民主,因为它给双方提供了阐述自己观点、反驳对方观点的同样场合及平等的机会。其次,论辩是对同一个问题存在相互对立的思想或观点。如果不是对同一个对象,或者虽是同一个对象但形不成相互对立的思想、观点,就不能构成论辩。

什么是论辩呢?《墨经·经上》云:"辩,争胜也,辩胜,当也。"《墨经·经说下》云:"辩也者,或谓之是,或谓之非,当者胜也。"从文字学上看,"辩"含有辩论、辩解、辩明的文字意义;"论"含有议论、评定之意。合起来的"论辩"即含有通过议论来评定、辩明之意。由此可见,论辩是一种人际传播活动,准确地说,是以有声语言为载体的,角色之间对等直接的人际传播活动。

从本质上说,论辩是一种高级的智力游戏,它离不开思维逻辑,因此,论辩也是一种斗智。

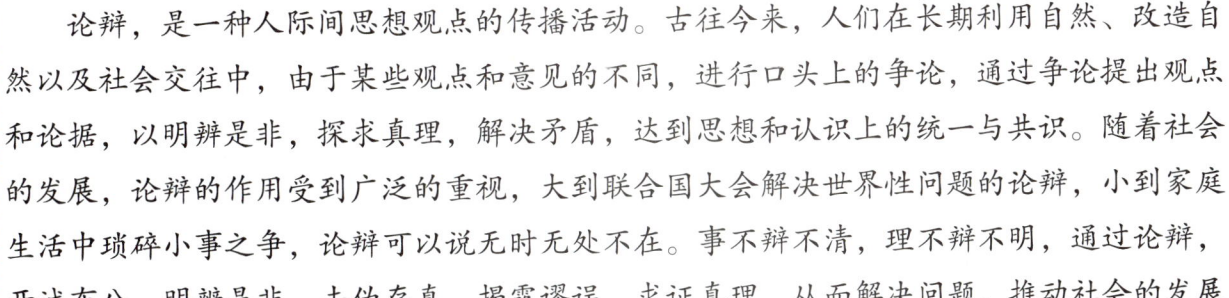

小锦囊

论辩,是一种人际间思想观点的传播活动。古往今来,人们在长期利用自然、改造自然以及社会交往中,由于某些观点和意见的不同,进行口头上的争论,通过争论提出观点和论据,以明辨是非,探求真理,解决矛盾,达到思想和认识上的统一与共识。随着社会的发展,论辩的作用受到广泛的重视,大到联合国大会解决世界性问题的论辩,小到家庭生活中琐碎小事之争,论辩可以说无时无处不在。事不辩不清,理不辩不明,通过论辩,开诚布公,明辨是非,去伪存真,揭露谬误,求证真理,从而解决问题,推动社会的发展和进步。

2. 论辩的四大要素

通过对大量的论辩活动的剖析之后,不难发现论辩中含有相互关联的四大要素:

①见解对立的双方或多方（主体要素）；

②针对同一辩题或是事物（客体因素）；

③通过立论和驳论（方法要素）；

④达到是非观念的共识（价值要素）。

综上所述，我们可以这样给"论辩"下个定义———论辩是见解对立的双方（或多方）通过各种论证方法，阐述自己的见解，揭露对方的谬误，以便最终肯定正确的观点、取得共识的一种以有声语言为载体的人际传播活动。

二、论辩的特点

论辩是一种口语的运用，但又有其独特的形式。

1. 针锋相对的思想观点

在相同论题下，论辩双方的思想观点是对立的、矛盾的。论辩的双方都要在努力维护自己思想观点正确性的同时，揭露和批驳对方思想观点的谬误。

在激烈的论战中，论辩者要有"兵来将挡，水来土掩"的大将风度，使用锋利、明快的语言，迫使对方频频后退，难以招架。论辩者既要千方百计证明自己观点的正确性，又要理由充足地批驳对方的观点，并迫使对方放弃自己的观点和认识。可以说，没有对立，就没有论辩。

2. 机敏风趣的应对能力

论辩之中，对立的双方互为制约，但任何一方都无法左右论辩的时间、内容。虽然在论辩之前各方都做了充分的准备，但却不可能完全把握对方的情况，对临时出现的意想不到的问题，需要随机应变，临场发挥。机智灵敏地应对会起到力挽狂澜的作用。一是要反应机智、灵敏。对对方提出的问题必须迅速做出反应，否则就可能陷入被动，处于劣势。二是要应对巧妙、正确。要记住对方发言的要点，捕捉漏洞，快速反应，直击其软肋。

论辩中既要巩固自己的阵地，又要明察对方的策略，应付对方的"明枪暗箭"。这一切往往来不及深思熟虑，要取得论辩的胜利，就需要更多的机敏。论辩中的机敏是任何其他口语形式所不能比拟的，机敏的语言应该是：尖锐而不尖刻；激情而不激怒；果断而不鲁莽；坚定而不固执。

机敏是智慧的显现，又同风趣幽默是密切相关的，风趣寓锋芒于说笑之中，讽刺辛辣，驳斥痛快淋漓，会使对手不得不在哄堂大笑中败下阵来。

3. 周密严谨的逻辑推理

逻辑推理是论辩的生命。论辩观点的论证是一个严密的逻辑推理过程。观点要鲜明，论据要充分，论之有理有据，驳之有节有度。

论辩是持不同观点各方的唇枪舌剑，因此，一方面，必须使自己的观点正确、鲜明，论据充分有力，阐述合乎逻辑，战术灵活适当，使本方坚如磐石，无懈可击；另一方面，要善于从对方的阐述中寻找纰漏，抓住破绽，打开辩驳的突破口。这些都决定了论辩较之一般的阐述，具有更强的严密性。否则，说理不周，破绽百出，就将使本方陷入窘境，遭到失败。

4. 精心谋划的战略战术

论辩就是舌战。战必有略，战必有术。既要放眼全局，把握总体，谋划好战略问题；又要重视眼前，瞄准局部，制订出战术要点。在战略上藐视对方，增强必胜信心；在战术上重视对方，稳扎稳打，各个击破。

三、论辩的类型

论辩的表现形式很多。一般将论辩分为竞选论辩、法庭论辩、学术论辩、学术答辩、政治论辩、竞技论辩、表演性论辩、特殊性论辩等。还有一些划分方法，如自由论辩、专题论辩和赛场论辩。以参辩方的数量划分，论辩有双方论辩和多方论辩；以论辩有无准备划分，可分为有准备论辩和无准备论辩；以论辩的用途划分，可分为实用性论辩和表演性论辩等。

1. 论辩按其目的来划分

（1）**应用论辩** 应用论辩是针对社会现实生活中某种特定需要而进行的论辩。多以分清现实生活中某一特定问题的是非、曲直、真伪、优劣为目的，因此，又称专题论辩。根据论辩的具体内容和目的，应用论辩又可分为法庭论辩、外交论辩、学术论辩、决策论辩等多种。

（2）**赛场论辩** 赛场论辩是以培养辩才、培养机变能力为目的的论辩。这种论辩就是针对某一特定的辩题，参赛双方展开激烈的论辩，以决胜负，因此，又称论辩比赛。这种论辩比赛实际上是演进比赛的一种特殊形式。

2. 以论辩的进行形式为标准

（1）**竞赛式论辩** 竞赛式论辩是一种有组织、有计划，并且当场决定出胜负的论辩。一般在比赛前已经拟订辩题，由抽签决定论辩双方是正方还是反方，然后围绕这一辩题进行争论。场下一般有评判和观众。这种论辩可以说是一种智力游戏和语言表演，它的胜负并不取决于论辩者是否捍卫了真理，而取决于论辩者能否运用技巧去证明己方的观点。因此胜负主要在于论辩技巧、理论知识和口语演绎是否胜人一筹。

第1单元　论辩概述

（2）对话式论辩　这种论辩常在我们身边发生，最为常见。如同事间的争论、邻里间的纠纷、上下级的讨论等。这种论辩随意性很大，没有明确辩题，没有评判，以说服对方为目的，是一种即兴式的论辩。

（3）答辩　这种形式多见于大学校园，是为进一步考查答辩者对所著论文论述到的问题的理解能力和理解程度，以及答辩者对专业知识掌握的广度和深度，是我国学位制度不可缺少的一道程序。这种论辩，范围比较固定，但没有明确的辩题。主要看答辩者的知识基础和临场发挥水平。

四、论辩的目的与功能

1. 辨别事物真相、认识真理、推动文明进步

如果有一面盾牌，它的正面是金的，它的反面是银的，一个人站在正面，说这盾牌是金的，站在反面的人说这盾牌是银的，他们双方对事物的认识都是极端化的，是以偏概全的。如果他俩都站在盾牌的中间，由于角度不同，一个人说银比金要多一些，另一个人说金比银要多一些，那么这个问题就有可辩的价值了，因为他们双方都在为真理而辩。也许他们双方碰撞之后，就会知道金银是相等的。

论辩虽然有多种类型，但其根本目的在于使人们明辨真假、是非、优劣，达到认识真理的目的。真理总是同谬论相对立而存在、相斗争而发展的。正是由于人们的认识不统一，才会产生论辩。而通过论辩，就可以使人们认清事物的真相，比较各种认识的利弊、得失，在新的基础上统一人们的认识。

2. 开发智力、激励新思想的产生

只有在智慧和智慧的碰撞中，才会产生熠熠的灵感火花。参加论辩的人在论辩过程中，可以使自己眼光敏锐，头脑灵活，对问题的反应迅速，考虑事物深入、全面。在思维方面，不仅要求论辩者思维严谨周密，更要运用多层次、多角度的思维方式，无论是形象思维还是抽象思维，都要更活跃、更积极；在创意思维方面，论辩者也往往是最勇敢的实践者。在论辩中，为了坚持己方论点的正确和驳斥对方论点的错误，人们会竭尽全力地调动自己的智慧。久而久之，他们观察问题、分析问题、解决问题的能力就得到了提高，智力也得到了最充分的开发，新的思想和新的创意也就随之产生了。

3. 培养竞争意识

论辩是一种竞争，是认识能力的竞争，是智力的竞争，更是精神意志的竞争。一个人要想在论辩中取胜，就必须有不甘退让、不屈不挠、坚定不移的毅力和决心。论辩的过程是培养一个人心理承受能力和应变能力的过程，而这些能力是一个人面对社会竞争时所必备的。

那种一遇对方反驳就畏缩不前或慌乱失措、语无伦次的人，不仅不能取得论辩的胜利，也很难成为事业上的成功者。

4. 增长知识、提高口才能力

论辩的过程是信息交流的过程。对一个问题展开论辩，论辩双方就要收集整理各种相关材料，这本身就是一个增长知识的过程。在论辩中，各方把自己所得到的信息传递给对方，相互开启心智，这又使双方都得到了许多新的知识。论辩是口头语言的最高形式，是论辩双方面对面的唇枪舌剑，它对参加者的口才有着极高的要求，只有在思维、表达、知识等多方面均有优秀的表现，才能在论辩中取胜。因此，论辩是培养口才能力的重要锻炼方式。

五、论辩的语调、语速

1. 论辩的语调

论辩的语调，是指论辩者在论辩时特定的说话语气和格调，包括语音的高低、强弱、长短、轻重等因素。对语调的把握要注意语音、语调和语速三者的协调统一。陈词说理要慷慨激昂，以示立论基础之扎实；反击进攻要坚决有力，以示信心和力量；调侃幽默时，语速、语调可以有大的起落变化，以渲染气氛，调动观众情绪。在把握不大、暂避对手锋芒或不得不应对时，语速可以快一点，语调要干脆利落，吐字吐词要果断，不能显露出犹豫或无把握。

男女辩手在语言的把握上应有明显的差别。女选手柔而不软，柔而有刚，男选手刚而不凶，既刚且韧；男选手必要时可咄咄逼人（但不宜过多），多用"势"，女选手宜亲切，多用"情"；男选手在坚毅中见机智，诙谐调侃，但不能显得油滑，女选手于恬静之中藏机锋，可略有幽默，不宜调侃。整场比赛刚柔相济，各具风采。

2. 论辩的语速

论辩的语速是指论辩时有声语言速度快慢急缓的变化。论辩的语速不同于其他场合。一般来说，朗诵的语速最慢，演讲的语速快于论述性文章的播音。论辩赛规则中对每位辩手在陈词中所用的时间，每个队在自由论辩中所用的时间都有严格的限定。因此，有的辩手以加快语速作为一种策略，以求达到在有限的时间内包含最大的信息容量。诚然，论辩语速应该快于日常语言的语速，但应快而有当。如果快到像"扫机关枪"，让人听不清说些什么，外观上也显得急躁，可谓欲速则不达。论辩中的语速以每分钟平均350字为宜。在咬文吐字清晰的前提下，采用什么语速合适也要因人、因地而异。活泼热情的选手语速可快一点，沉稳、理性的选手语速可慢一点；陈词提问、申诉要点和论据时，语速可慢一点，关键字眼可一字一顿加以突出；反击进攻时，语速可快一点，以示锋芒。同一场论辩，就是同一个辩手，语速也应有所变化，配上音调，达到抑扬顿挫的效果。

第2单元　论辩的技巧

一、论辩口才的方法技巧

论辩是智慧的角逐，话语的较量。高明的论辩者必须具有多方面的素养，掌握多种有效的方法技巧，只有这样，才能善辩，才能无辩而不胜。

1. 超越自我，信心十足

（1）**心理准备**　论辩者在精神面貌上要振奋、在气势上要高屋建瓴，使对手感觉到一种震慑的力量。论辩选手在参辩时一定要沉着稳重，寻找对方的弱点以增强自己的信心。不能情绪激动，或未开口胆先怯，在气势上先输给对方。

（2）**失言而不失态**　失言是论辩中的一大致命伤。失言后要尽量克服手足无措的紧张感，并能迅速地通过巧妙的语言形式挽回失言。任何人都免不了有"出洋相"的时候，在论辩中，论辩者不要怕"出洋相"，一旦出现，应"失言不失态"，迅速化解。

2. 工于心计，巧于言辞

（1）**诱其说"是"**　苏格拉底问答法在论辩中有其特殊的功效，即能诱使对方多说"是"。通常情况下，那些老练的心存戒备的对手是不会轻易说出"是"的，因为这些人的防卫心理定式十分顽固。诱使对方说"是"的方法是：论辩开头切勿涉及有争论的观点，而应顺应对方的思路强调彼此有共同语言的话题；从对方的角度提出问题，诱使对方承认你的观点。

（2）**巧析岔题**　论辩中，一旦发现对方把话题岔开，应冷静地分析其用心一般说来，岔题的出现，或是由于一时不慎，或是由于忽然联想起另一件事，或是故意转换话题。如果是第一种情况，对方说不了多久就会发觉而显露窘态；如果是第二种情况，对方一省悟，就会很快回到原来的话题上来；如果是第三种情况，对方会继续朝着岔开的方向说下去，毫无"回心转意"迹象。你可据此推断出是哪一类型的岔题，从而立即采取相应对策，避免对方伎俩得逞。

（3）**借题发挥**　论辩中，受到攻击时，可以不直接从正面答辩，而借助对方提供的话题进行迎击，从而改变论战的局势。这里的"借"决定于论辩者的论辩经验和思辨能力。

（4）**诱其亮底**　论辩中，可运用"投影法"逼迫对方亮底，即把话题说到一半就故意停住，然后让对方接下去说。如"这么说，你的意思是……"，"如此说来，这个论点是……"，"照你的说法，他的意思是……"。当你用这些半截子话去诱导对方时，对方十有八九会不假思索地把这句或这段话按他的意思讲完。这时你就轻而易举地又多了张底牌。

（5）逮住话柄 当对方说出自己的意图之后，抓住对方有松动的关键语句问下去，步步紧逼，逐层追问，从而套出对方潜在的欲望。这样有利于为你在后面论辩中取得主动地位奠定一个基础。

3. 善用逻辑，雄辩有方

（1）"擒贼擒王" 舌战时，将主攻目标对准对方提出的主要命题，分析其实质，击中要害，对方主要命题站不住脚，自然会败下阵来。

（2）"釜底抽薪" 论点来自论据，论点是建立在论据基础之上的。论据真实，则论点正确；论据虚假，则论点谬误。在论辩中，只要揭露出对方论据的虚假，那就如同釜底抽薪，刨根倒树，所有论点就会被驳倒。釜底抽薪的关键是识薪，要善于从对方的种种论点中分析其要害论据之所在。

（3）"针锋相对" 这是论辩中很重要的方法，将对方提出的问题，毫不留情地以充足的事实依据一一揭穿，逐条加以驳斥。有时不妨另设一个与之相对立的观点，并全力证明自己的论点是正确的，而反证对方论点的荒谬。此即逻辑上的间接反驳法。

（4）"将计就计" 为了战胜对手，先假定对方的观点是对的，将计就计，顺着对方的前提进行推理，最后引导对方得出荒谬的结论。此即逻辑上的归谬法。

（5）"反唇相讥" 这种方法一般是承接对方的讲话内容，借用其中的某些语句，反戈一击，点明对方的谬误本质。

（6）"以攻为守" 当对方反驳自己时，主动出击，反攻对方的要害，迫使对方转攻为守，无力来攻击你。运用此法，攻要快、准。快才能使对方猝不及防，首尾难顾；准才能击中要害，使对方无力进攻，防守无术。

（7）"戳穿诡辩" 论辩中诡辩常伪装成真理的面貌出现，或偷换命题，或捏造证据，或循环论证，或以偏概全、强词夺理。对诡辩必须及时识破，予以戳穿。

二、论辩口才的立论和反驳技巧

1. 立论技巧

论辩是由立论（辩护）和反驳两个基本环节构成的，其中立论就是为了证明己方的基本立场，它是反驳的基础和必要的阶梯。论辩中如果没有必要的立论，反驳就会显得强词夺理；如果自己的立论不稳，自然会被对方攻击得支离破碎，更谈不上对对方的攻击了。立论技巧的高低影响观点树立的好坏，也会影响论辩的胜负。立论要严密，避实就虚，绕道而行，避免定性，留有余地。下面简要介绍几种立论技巧：

（1）"引经据典"法　"引经据典"法指论辩中引用马列主义的经典语句、众所周知的真理及人尽皆知的古今中外的成语、格言、谚语、典故等作为论据证明自己观点的一种方法。这些经典的论据知道的人很多，引用得当，能增强论辩的说服力。

（2）比较法　比较法是以事物之间相对或相反的性质进行比较作为论据来证明论点的一种论证方法。两种事物、两个观点，放在一起比较，优劣高低很自然就显示出来了。

（3）例证法　例证法是举例说明的方法。论辩中适当引用一些事实去证明观点，以事实去说服观众，会收到很强的说服效果。

（4）归纳法　归纳法就是用多个具体的事实、多个具体的论据去说明某个道理。归纳法因为是从大量事实出发去论证论点，因而扩大了公认的程度，相应增强了论题的可信度。

（5）喻比法　喻比法是指通过打比方，将相似的两种事物进行比较，从而得出新结论的论证方法。喻比法使抽象的道理形象化、简单化，能深入浅出讲述观点，使人易于理解和接受。

2. 论辩口才的反驳技巧

（1）针锋相对法　这是论辩中很重要的方法，是正面反驳的一种方法，将对方提出的问题，毫不留情地以充足的事实依据一一揭穿，逐条加以驳斥。有时不妨另设一个与之相对立的观点，并全力证明自己的论点是正确的，从而反证对方论点的荒谬。

这样的反驳不在于展示事物之间的逻辑关系，而在于表现辩手的临场机智。要想做到这一点，一方面辩手要在平时注意增加自己的知识储备；另一方面要加强自身心理素质的培养，在对己不利时保持冷静与乐观。

（2）捕捉漏洞法　再优秀的辩手，即使在场上占尽优势，也会有漏洞。在论辩中，一方面，要守住阵地，稳扎稳打，不能贪图一时之利口不择言；另一方面，对手出现失误时，便是己方反击的最好时机，从对手细微的失误入手，穷追猛打，使其"千里之堤，溃于蚁穴"。

（3）顺水推舟法　顺水推舟是借对方逻辑的力量，即用对方的论据证明我方的论点。

（4）二难反驳法　指论辩的一方提出有两种可能的假言选言判断，又由这两种可能引申出使对方难以接受的两种可能的结论，而这两种结论非此即彼，在逻辑上不允许存在第三种结论，使对方处于进退维谷的困境。

（5）引申归谬法　是间接证明的一种方法。当对方说出观点时，先不直接反驳，而是假定它是对的，在这个基础上，或是做出合理的逻辑延伸，或者仿照这个观点提出新的、具有明显错误的议论，从而暴露其荒谬，以达到揭露反驳的目的。

（6）釜底抽薪法　是驳其论据的方法，即找出支撑论点的论据的破绽驳倒论据，达到驳倒对方论点的目的。俗语云："根基不正，其影必斜。"论点是建立在论据基础上的，论据虚假，则论点谬误。所以，在论辩中，只要揭露对方论据的虚假，就如同釜底抽薪，根蚀树倒，对方所持论点就会被驳倒。釜底抽薪首先要识"薪"，才能"抽"倒对方。要做到这一点，就要善于从对方的论点中分析其要害论据之所在。

（7）戏谑调侃法　指论辩者在反驳中，以轻松幽默的方式表情达意，以笑制怒，以柔克刚，借以逃脱逆境，含蓄地戏弄、嘲笑对方的反驳方法。

三、论辩的进攻和防守的关系

在论辩中，攻和守都是必不可少的。没有攻，就形不成交锋，引不起波澜，也就不可能达到论辩应有的思想深度；没有守，就不会有充分的理论论述，缺少足以说服对方和听众的具体内容，也就形不成论辩胜利的基础。

1. 进攻是论辩的特性

不管是实用性的论辩还是表演性的论辩，进攻都是主要手段。只有对论敌发起强烈的进攻，实施有效的打击，才能掌握论辩的主动权。俗话说："先下手为强，后下手遭殃。"先下手就能以锐气压制对方，占据主动权；后下手，处于被动状态，不是处处挨打，就是防不胜防，被人牵制。没有进攻就不是论辩，只能算讨论。

2. 防守是论辩的必然

论辩是双方的对峙，进攻是主动出击，防守是巩固阵地。所以，在一定意义上说，防守就是最有效的进攻。防守是要打好基础。在论题有了充分、合理论证的基础上，才能发起进攻，进攻才最有效。没有稳固的基础，进攻就没有后劲，难以克敌制胜。

3. 攻中有守，守中有攻

在论辩的过程中，论辩双方的攻守总是不断地转换的。以攻为守，以守为攻，二者交互使用是对立的统一。攻和守有时又是难以分开的，常常是攻中有守，守中有攻。反驳是攻，但在反驳的同时也阐明了自己的观点，则又是守。一般的证明和回答是守，但同时向对方提出一些反诘，则又是进攻。

第2单元 论辩的技巧

小锦囊

论辩语言八忌

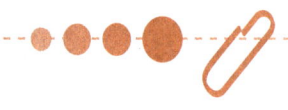

一忌以势压人。真理面前，人人平等。长辈与晚辈，领导与下级之间进行论辩时，论辩双方，特别是长辈与领导者，应心平气和，坚持以理服人，切不可起高腔，发脾气，要权威。

二忌歪曲事实。事实胜于雄辩，任何论辩，都应以事实为依据，论辩中涉及的事实是一种不以论辩双方的意志为转移的客观存在，是无言的证人。凡是不尊重客观事实，妄图靠主观臆断、肢解事实、隐瞒实情、制造假象等手段进行论辩的，无不以失败而告终。

三忌揭人之短。有些论辩是为了澄清是非而进行的，不管这种论辩有多么激烈，论辩中不能揭人之短，不能搞人身攻击。凡是把一些与论题无关的内容，如论敌的隐私或生理缺陷等拿来，当作攻击手段，往往会搬起石头砸了自己的脚，既失掉了听众的信赖，也使自己的论辩变得庸俗和无战斗力。

四忌争吵不休。古人云："大辩不争。"论辩中能否沉着、冷静，直接关系到论题的表述和论辩的成败。因此，在论辩中万不可让理智做了感情的俘虏，冒出粗俗的话，甚至于大吵大嚷、面红耳赤或说粗话。

五忌转移论题。在一般情况下，一次论辩的论题只有一个，不可有意无意地转移论题。因为论题的随意转移，将使论辩成为扯皮。如果发现论敌在理屈词穷之后，故应当立即指出，免得浪费唇舌又无益于事实的澄清。

六忌独占论坛。在众人参加的论辩中，要让每个人都有讲话的机会，决不能搞一言堂。

七忌前后矛盾。论辩中，尽量避免引用事实、论据、数字、寓言等前后不一，甚至出现矛盾的现象。论辩中，任何事实、数据以及逻辑推理等方面出现矛盾或错误，都是授论敌以把柄，都将导致论辩的失败。要避免这一点就需要事先做深入细致的调查研究，准确无误地掌握有关事实和数据，掌握语言、逻辑等方面的知识。

八忌结论连篇。正确结论是在摆事实、讲道理、分清是非的基础上才能得出的。只有结论而无论辩过程的论辩，不但不能说服听众，反而会使听众越听越不耐烦。

第五模块 论辩口才

第3单元 论辩赛

一、论辩赛的组织

论辩赛是一种有组织、有准备、有规则、有评判、有观众的比较正规的口头论辩比赛。要搞好一场论辩赛，事前需要一系列的安排和组织工作。

1. 拟定辩题

要组织好论辩赛，首先要拟出一个既有论辩价值又能引发论辩双方和观众兴趣的辩题。好的辩题直接影响到论辩的质量和参赛队与观众的情绪。拟辩题时，应注意以下三个问题：

（1）**注意辩题的可辩性**　这是让双方辩得起来的前提。可辩性首先要求辩题的内容应在参赛者的认知水平内；其次，辩题不能一边倒，应让双方都有相当的理由，都有辩胜的机会；最后，辩题引申的正反方观点应是互为矛盾的，不相容的。

（2）**注意辩题的准确性**　这要求选择概念内涵是单一的、明确的辩题。

（3）**注意辩题的影响性**　如能就社会普遍关注的焦点和热点问题展开论辩，会对观众产生很大影响。

2. 选择论辩模式

论辩赛的形式很多，近年来国内辩坛较为流行的有三种赛制模式：新加坡模式、上海模式和北大模式。

（1）**新加坡模式**　新加坡模式因中国中央电视台与新加坡广播电视局联合举行每年一度的国际华语大专论辩赛而声名显赫。整个比赛按顺序可分为三块：第一块是主席简单介绍评判团及参赛队的基本情况；第二块是参赛队论辩；第三块是评判团评判。论辩过程分为三个阶段，即陈词、自由论辩、总结。

（2）**上海模式**　上海模式是在继承新加坡论辩模式的优点基础上创建出来的新赛制。它在新加坡赛制的三个板块（即主席简介、论辩队伍组织论辩、评判团评判）基础上，在介绍参赛队伍情况之前增加了双方教练陈词，从而使论辩由四个板块组成：主席导入及简介、双方教练陈词、正式论辩、评判团评判。

（3）北大模式 北大模式也叫北大质询式论辩赛制。这种赛制综合了美国俄勒冈赛制和新加坡赛制的特点，整个论辩过程分三个阶段：陈词与盘问、自由论辩、总结。它与上海模式有异曲同工之处，都增设了不得回避的盘问程序。不同的是，上海模式把陈词与盘问分开，北大模式则将陈词和盘问合二为一，逐一陈词，逐一盘问。

3. 制定比赛规则

制定论辩赛的规则，以求保证论辩赛健康、顺利进行。规则的内容有以下几个方面：
①参赛队的组成；
②论辩双方抽签决定其正反方观点；
③比赛时间要求；
④对参赛人员的有关要求；
⑤定评分标准；
⑥设立奖项。

4. 布置赛场

一般有以下的工作：布置醒目的横幅（或在黑板上写明辩题）；布置论辩台，一般呈"n"形，面向观众，正中央是主席台，两侧是论辩台。主席台左边为正方，右边为反方。正方从主席台算起依次是一辩、二辩、三辩、四辩，并写上辩手的名字。

5. 安排主持人

主持人是论辩赛场上的直接组织者，是现场的导演，也是辩手和辩手、辩手和观众之间的纽带，论辩中发挥穿针引线、调节赛场气氛的作用。因此，主持人需要由具有干练作风、较强组织能力和较好文化修养而又不失公允的人来担任。公平合理是主持人最起码的要求。

二、论辩赛的评判标准

论辩赛评判的标准大致有五个方面：看双方观点的阐述是否言之有理、无懈可击；看双方的反驳是否犀利、入木三分；看队员间配合协作是否谐调、默契；看语言是否科学、优美、富有论辩力；看风度、辩德。

三、赛场论辩的角色

在团队的论辩活动中，双方都各由5人组成代表队，每个队有4位辩手和1位后备队员。一般4位辩手的分工要求是：

1. 一辩

一辩重逻辑。一辩担负从逻辑上分析辩题并从内容上表明立场、确立观点的使命。一辩为程序性发言，发言稿可以事先做好准备，临场只作表述。一辩应该仪态大方、举止文雅、思路清晰、语音清丽（一般一辩多由女性担任）。

2. 二辩

二辩重理论。二辩是实战开始后的第一人。对于正方来说是"接招"和还击的第一人。二辩的反击是否有力会给观众和评委留下实战的第一印象，并关系着全队的军心和士气。二辩担负着较为抽象的理论阐述，应该有丰厚的理论功底和广博的知识。

3. 三辩

三辩重事实。三辩要以充分有力的事实进行辩驳。这时最需要的是强烈的辩驳意识，需要机智、敏锐，有反应能力。言辞要犀利，语言要风趣、幽默，表达要形象、生动。

4. 四辩

四辩重价值分析。四辩担负着最后总结陈词的任务。四辩应该是一位演说家，他既要总结归纳出对方出现的漏洞、谬误，又要回顾、阐述自己一方已经确立的观点、论据和结论。

四、论辩赛的准备

论辩赛是一种有组织、有准备的口头论辩比赛。比赛前，辩题和正反方观点都已经公开。围绕着辩题，正反方将会进行具体的分析和相应的准备，以求最终获胜。这些准备工作主要包括以下方面：

1. 分析论题

对于参辩双方来说，确立己方观点的关键是分析论题。论辩前双方均会对论题的正方观点和反方观点予以确定并加以准备，力争既知己又知彼。分析论题通常从以下几方面着手：

（1）**分析辩题的分歧点**　主要是找出辩题中正反双方观点对立的地方。只有准确把握了分歧点，才能抓住论辩核心，才能有的放矢，把握论辩的方向和重心。

（2）**分析辩题的关键字眼**　因为关键字眼常常是双方争论的焦点，对关键字眼分析透彻，准备充分，限制得当，则可做到正可立、反可驳。

（3）**对己方和对方进行论辩逻辑设计**　所谓论辩逻辑设计，就是指对论题的内涵和外延进行逻辑分析，并在分析的基础上设计论题的逻辑框架。形象一点说，就是给自己的立论建立一条稳固的防线，使自己的观点能够自圆其说。同时，要分析对方可能的逻辑框架，设计进攻的路线，并且分析对方可能的进攻路线，进行防御。具体的做法通常是将辩题中的所有概念拉出来逐一分析其内涵和外延。

总之，分析论题（破题）是进行论辩的第一步。它不仅包括剖析辩题含义，确定己方定义，也包括对己方和对对方进行论辩逻辑设计。

2. 准备材料

（1）准备立论的材料 立论的材料也可以说是建立自己论点的材料。作为论辩过程，无论是双方的互辩，还是单向说理，都要求言之有据，这"据"就是材料。准备立论的材料有广义和狭义之分。广义的材料准备是在平时。它要求参辩者平时广泛阅读，加大自己知识积累的信息量，提高自己的道德水平，加强逻辑训练，培养良好的心理素质等。而狭义的材料准备是指临战前针对某一辩题所做的材料准备。

准备立论的材料不外乎从事实和理论两个方面入手。

> 立论的事实论据一般从以下几个方面着手：一是历史的事件，即在人类社会发展的历史长河中出现过并且被普遍认可的事实；二是现实的材料，即现当代出现的，并且被大多数人所熟知的事实
>
> 立论的理论材料一般包括两个方面：一方面是指被社会发展所证明了的科学真理；另一方面是指在社会科学和自然科学发展中做出过突出贡献的著名人物的著名论断和著名言论。

（2）准备反驳的材料 在论辩双方的关系中，辩护与反驳是一对基本的关系。辩护即是立论，但如果只立论而不反驳，辩来辩去，战场总在自己一方，对对方的立论不构成任何威胁，就会使论辩失去光彩，即缺少短兵相接。其实，从某种意义上说，反驳才是最有效的辩护。成功的论辩常常是以攻为守，通过驳倒对方来确立自己的观点。而要能够反驳对方，辩前就必须做充分的反驳准备。一般地说，反驳的准备是在对对方进行逻辑设计后，再进一步针对对方的论点、对方可能列举的论据、对方立论的方式方法、对方可能从哪几个方面反驳本方四个方面研究己方如何应答和反驳。

（3）准备材料时应注意的问题

> 论据要有针对性。在收集论据前，要对自己的论辩方向、论辩要点有清楚的认识，并且要设想对方会从哪几个方面立论，以此作为自己收集论据的指南，为巩固自己的阵地准备砖石，为攻击对方的堡垒准备炮弹。
>
> 论据要典型。所谓典型，就是具有代表性，能反映事物的本质。这样的论据说服力强，感染力大。
>
> 论据要确凿。论据往往要涉及引用名人名言、具体的人与事、数据指标、理论概念等，这些都必须认真、谨慎地确定它们的准确性，不能想当然，更不能投机取巧，乱编乱造。

否则，一旦被对方抓住把柄，就将在论辩中处于尴尬的境地，甚至导致一步出错全盘皆输的严重后果。

每章一练

1. 什么是论辩？论辩有什么特点？它分为哪些类型？
2. 论辩口才有什么方法技巧？试举一例说明。
3. 论辩口才的立论和反驳各有什么技巧？
4. 论辩赛的组织和准备包括哪些内容？

第六模块

朗诵口才

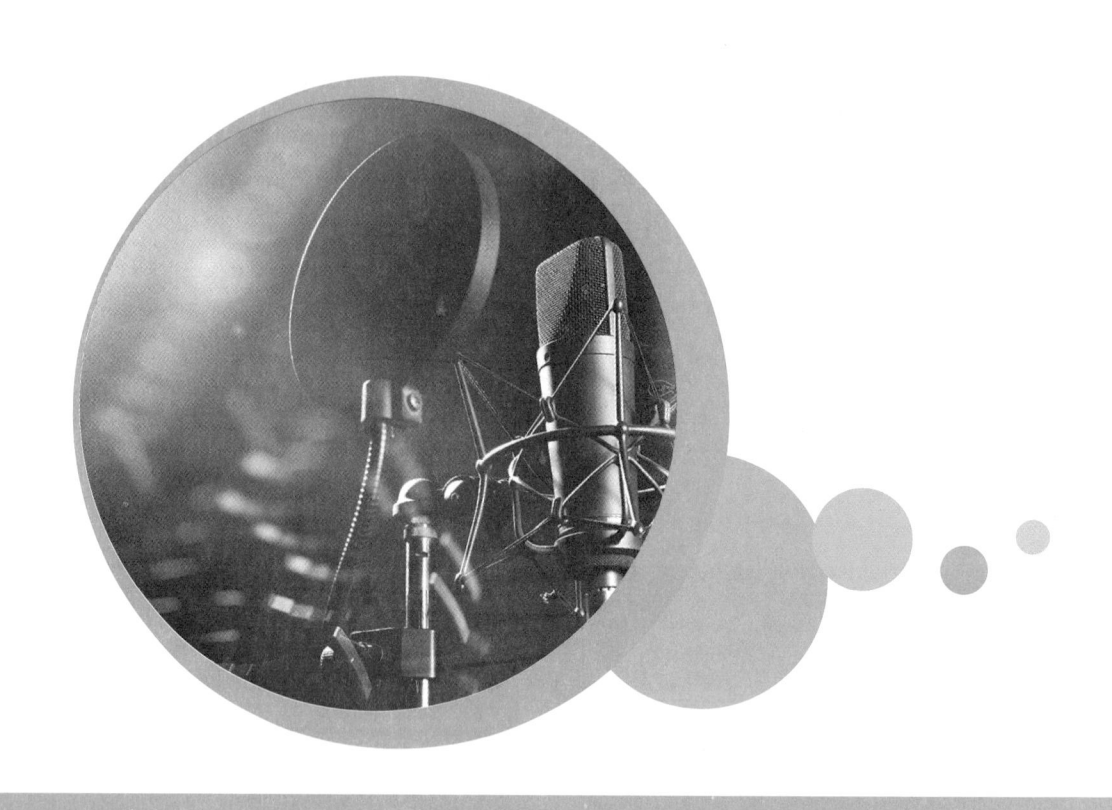

本模块概述

朗诵是人们喜闻乐见的一种语言艺术形式，它是将诗歌、散文或其他书面文字用富于感染力的有声语言再现出来的创作活动。本模块主要就朗诵的概念、特点、基本要求和朗诵技巧以及诗歌、散文、小说这几种常见体裁的朗诵进行介绍和讲解。

教学目标

1. 掌握朗诵的概念和特点及其基本要求。
2. 熟悉朗诵的技巧。
3. 了解诗歌、散文、小说的朗诵技巧。

第六模块　朗诵口才

第1单元　朗诵概述

一、朗诵的概念及特点

1. 朗诵的概念

朗诵是将诗歌、散文或其他书面文字用富于感染力的有声语言再现出来的创作活动。朗，即声音清晰、响亮；诵，即读出声音来或背诵。朗诵是人们喜闻乐见的一种语言艺术形式。通过朗诵可以提高阅读能力，增强艺术鉴赏水平；通过朗诵可以陶冶性情，开阔胸怀，文明言行；通过朗诵可以有效地培养对语言词汇细致入微的体会能力。因此，要想成为口才艺术的高手，就不能轻视朗诵。

2. 朗诵的特点

（1）有声性　朗诵是通过有声语言来表现文字内容的，是把书面的视觉文字转化为听觉的语音的过程。朗诵既不是文学创作，也不是音乐创作，而是"取他人所作，由自己所读，为别人所听"。朗诵要使用和调动一切发音功能和手段，使用规范化语音，创造性地、完美地转化和表现作品内容。

（2）表演性　朗诵既需要完美地再现作品内容，更需要创造性地表现作品内容。它需要运用更多的态势语言和类语言来增强创造力和表现力。

（3）再创作　朗诵的再创作，不是脱离朗诵的材料去另行一套，也不是照字读音的简单活动，而是要求朗诵者通过原作的字句，将自己的情感倾注其中，用有声语言传达出原作的主要精神和艺术美感；不仅要让听众领会朗诵的内容，而且要使其在感情上受到感染。

二、朗诵的基本要求

朗诵在表现书面文字时，不仅要让听众领会朗诵的内容，而且要使其在感情上受到感染。为了达到这个目的，朗诵者在朗诵前就必须做好一系列的准备工作：一是要选好材料；二是把握作品的思想内涵；三是用普通话语音朗诵；四是了解听众，创造气氛。

1. 选好作品

朗诵者要很好地传情达意，引起听众共鸣，首先要注意材料的选择。朗诵的材料可以自己创作，更多的是选择别人的作品。

首先，要注意选择那些语言形象而且适于上口的作品。因为形象感受是朗诵中一个很重要的环节，干瘪枯燥的书面语言难以感染听众。

其次，要根据朗诵的场合和听众的需要，以及朗诵者自己的爱好和实际水平，在众多作品中，选出合适的作品。

2. 用普通话语音朗诵

要使自己的朗诵优美动听，必须使用标准的普通话进行朗诵。因为朗诵作品一般都是普通话写成的，所以，只有用普通话语音朗诵，才能更好地表达作品的思想内容。同时，用普通话朗诵，便于不同方言区的人理解、接受。因而，在朗诵之前，要咬准字音，掌握语流音变等普通话知识。因此，学习和掌握有关普通话的语音知识、汉语拼音的基本技能，克服方言土语是朗诵的基本功。只有掌握普通话的规律，多看、多读几遍，把字认准，把音读准，才能在朗诵时流利自然，扣人心弦，才能"清水出芙蓉，天然去雕饰"，给人留下深刻的印象，产生良好的效果。

3. 把握作品的思想内涵

选定朗诵作品之后，要准确地把握作品的思想内涵。优秀的作品，字里行间处处流露着作者的态度、感情。作者的态度、感情对朗诵者十分重要，态度、感情是朗诵根基的核心，是朗诵再创作的精华，是朗诵有声语言的生命，是朗诵技巧的灵魂。一定要在透彻地理解、感受中深入开掘，把朗诵者自己的态度、感情融会在作品内容里，进而表现在有声语言中。

首先，要把握作品创作的背景、作品的主题和情感的基调，是讴歌、鞭挞、高昂、悲壮，还是欢快、深沉、雄壮、缠绵，这样才会准确地理解作品，准确地表达原作的思想内容。

其次，对作品的重点、层次、结构进行认真分析，研究作品的起、承、转、合，弄清文章的内在逻辑，以便合理地运用各种有声语言表达技巧和手段来表现、烘托主题。

最后，朗诵者要唤起听众的感情，使听众与自己同喜同悲同呼吸，必须仔细体会作品，进入角色，进入情境，这样朗诵出来的作品才能引起共鸣，产生强烈的艺术感染力。

4. 了解听众，创造气氛

朗读是给人听的，必须有人听、有人欣赏、有人品评。朗诵要看对象，听众的年龄、性别、文化修养、兴趣不同，对朗诵的要求也就不同。要想感动别人，首先应感动自己，也就是说朗诵者在准备朗诵稿时，要首先进入作品的境界，调动自己的思想感情，这样才能把朗诵技巧融入感情的自然流露之中。艺术感染力是受许多综合因素影响的，而声音是关键的因素。作品中词句的情感因素，主要是靠声音的高低强弱来传达的。朗诵除了要吐字清晰、语言流畅、发音洪亮外，还需要通过音色的变化来迎合作品的语言风格和情感基调，或清丽甜美，或沉着稳健，或雄浑嘹亮。要将自己喜怒哀乐的真实感受用声音传达出去，使朗诵的声音通过修饰，创造一种和谐、共鸣的气氛，从而产生强大的艺术感染力。

第2单元　朗诵的技巧

一、朗诵的准备工作

朗诵的对象是作品，要朗诵好，必须对朗诵的作品有一个理解和感受的过程。

1. 反复阅读，深入理解作品

朗诵不但要忠实于原作，而且要求朗诵者借助语言，再现作品中的人物和思想感情。要达到这个目标，朗诵者必须反复阅读并深入理解作品，这也是把作品朗诵好的前提。反复阅读作品不仅可以熟悉朗诵的作品，而且能把握到作品的精神实质。这样，朗诵的技巧就容易恰当地发挥。实践证明，只有当朗诵者深入理解了作品，并被作品感动，听众才可能受到感动，产生共鸣。因此，朗诵前对作品的理解必不可少。

2. 展开想象，进入作品的意境

朗诵前对作品的理解固然重要，但仅有理性认识和分析远远不够，还须有深切的感受，这样才能更好地表达出其中的感情色彩。也就是说，朗诵者在朗诵前，要透过作者所写的文字，进入作者艺术加工的生活画面，凭借丰富的想象，去体验、去感受作者的思想感情。整个准备过程中，朗诵者最好能"置身"于作品中，清楚地"看见"作品中叙述的人和事、情和景等。这样，朗诵者的思想感情就会自然地和作者的思想感情产生共鸣，爱作者所爱，恨作者所恨。朗诵者的感情真实了、丰富了，才能把在作品中所"看到"的传达给听众，感染听众，引起听众的共鸣，这样的朗诵才有感召力。

3. 放声试读

反复放声试读是准备工作的最后一个步骤，也是一个非常重要的准备方法。反复放声试读可以纠正不正确的读音，及时发现丢字、添字、重复、结巴、语气不连贯以及其他影响朗诵效果的现象。在放声练习中随着作品内容的发展、感情的变化适当地调整语调的高低快慢、轻重缓急。反复试读，还可以进一步加深理解作品，在理解作品的基础上又可以进一步修改朗诵的不当之处。当然，有条件的话，还可以做录音练习，也可在作品上打上各种朗诵符号，按照符号严格训练，这样才能使朗诵活动顺利进行下去，获得良好的效果。

二、朗诵的技巧

语音技巧的运用好坏直接影响朗诵效果的好坏，因此，要想获得好的朗诵效果，就需要借助语音技巧，把作品的内在思想和艺术力量生动地复现出来。

1. 快慢适宜

快慢适宜指的是朗诵速度快慢变化要恰当。朗诵的速度是由作品思想内容、人物情况、语句性质等因素决定的。语速快慢恰当，就能表达出作品的不同情境，产生良好的效果。朗诵的速度大体可以分为快速、慢速和中速三种。

> 叙述比较紧张或急剧变化发展的场面，表现紧张、焦急、热切、惊愕的心情，刻画人物的豪放、活泼、机警、年轻，表达作者抨击、鄙视、斥责、雄辩的感情等，要用快速来读。
>
> 叙述比较平静、庄重和追忆、沉思的场面，表现苦恼、悲愤、缅怀、悼念的心情，作品中发人深省的警句、庄严的号召，老年人的语言描写等，应该用慢速处理。
>
> 一般的叙述、说明的句子，过渡的地方和感情没有突出变化的地方，应该用中速。

知识库

都德《最后一课》在写小弗朗士来到教室，感到课堂气氛不平常后，写道："我正想着这些的时候，忽然听见老师叫我的名字。轮到我背书了。天啊，如果我能把那条出名难学的分词用法从头到尾说出来，声音响亮，口齿清楚，又没有一点儿错误，那么任何代价我都愿意拿出来的。可是开头几个字我弄糊涂了，我只好站在那里摇摇晃晃的，心里挺难受，头也不敢抬起来。"这段话开头，"我正想着这些的时候"是一般的说明，可用中速读。"忽然听见老师叫我的名字"这句话朗诵速度应稍为加快，以表现他骤然紧张的心情。接下去"轮到我背书了"至"那么任何代价我都愿意拿出来的"，这是小弗朗士的心理活动。这时的他既紧张又懊悔，他想让老师满意，可事实上却做不到，心里极不自然。为表现他追悔莫及的心情，这里应用慢速读。

2. 高低适度

朗诵时要根据作品表达的需要，把握好声音的高低变化。

（1）情境、情感不同，声音高低有别

> 高音响亮，表示激动、热情、兴奋、欢呼、狂喜或紧张、惊慌、斥骂、急躁、愤怒、凶狠、命令等的情境情感。
>
> 低音较沉，表示宁静、沉思、追忆、缓慢、秘密或者痛苦、失望、郁闷、哀怨、悲伤等的情境情感。

第2单元　朗诵的技巧

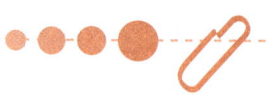

> **知识库**
>
> 　　古时候有个人，一手拿着矛，一手拿着盾，在街上叫卖。他举起矛，向人夸口说："我的矛锐利得很，不论什么盾都戳得穿！"接着又举起盾，向人夸口说："我的盾坚固得很，不论什么矛都戳不穿它！"有人问他："用你的矛戳你的盾，会怎么样呢？"他哑口无言，回答不出来了。在这里，前面一句是陈述内容，可用一般音高处理。后面内容则应灵活处理：举矛夸口，矛长而锐利，声音应高点；举盾夸口，盾矮而坚固，声音应偏低；一问，讽刺其自相矛盾，带有嘲讽味道，声音再低；哑口无言，声音最低。这样处理，既产生节奏感，也很好地表达了内容。

（2）记事部分和记言部分，声音高低有别　　作品中，一般都有记事部分和记言部分。

> 　　记事部分，声音可以低一点处理；记言部分，声音则可高一点。
> 　　记言部分，不同的人物，因性别、年龄、性格的差异也应该有区别：男低而女高，老年人低而青少年人高。

> **知识库**
>
> 　　如朗诵高玉宝《半夜鸡叫》的一个片断：
> 　　等了好一会儿，周扒皮蹑手蹑脚地出来了。刚到鸡窝门口，玉宝喊了声："有贼！"伙计们拿起棍子都跑出来，把周扒皮按倒就打。周扒皮说："别打呀！是我！"伙计们说："打的就是你！看你再来偷鸡！"玉宝跑到院子中间故意大声喊："保长啊！快起来，有贼啦！我们抓住一个偷鸡贼！"该段多是对话（记言），为与记事部分区别开来，应该用稍高的声音来读。不同人的对话中，也应该做相应处理：玉宝的要读得比伙计们和周扒皮的稍高；伙计们的是带发泄愤怒的，可稍稍高一点；周扒皮的则是想说又怕说，可略低一点处理；玉宝前面叫的"有贼"是暗号，可略低一点；后面的则是故意让人知道，因而要提高一点来处理。经过这样的处理，就不难把故事讲述清楚，把不同的人物形象和性格都展现出来。

3. 重音明显

（1）重音的分类　　重音也叫重读，是朗诵时对句子中的某些词语从声音上加以突出的现象。重音在语句中的位置，没有固定格式，只有从朗诵目的、愿望出发，在深刻理解和感受作品内容的基础上，才能准确地确定重音的位置。一般来说，凡可以区分程度轻重，突出某种性质、动作、范围、感情或提示注意的词或短语，都应该重读。重音可分为以下三种：

逻辑重音。强调语句中某种含义而重读的音叫逻辑重音。逻辑重音没有固定的位置，根据说话的具体环境和表达意思而有所不同。如"我不能去"这句话，其中的每一个词都可以重读，而重读词不同，句子也表现出截然不同的意思。因此，根据上下文的意思，处理好逻辑重音，对准确表达语意十分重要。

感情重音。感情重音指表示强烈的爱憎、喜忧等感情的重读。一般来讲，感情重音大多数落在整个语句中。

语法重音。语法重音指根据句子的语法结构的特点在某些词语上读出的重音。这种重音往往是自然重读的，并不表示什么特殊的思想感情，仅仅是因为句子语法表达的需要。语法重音通常出现下列几种情况：一般短句里的谓语部分要读重一些；动宾结构中的宾语要读重一些；定语、状语、补语比中心词要读重一些；疑问代词和指示代词要读重一些；列举事物时，并列的词语要读重一些；比喻中的喻体要读重一些；首次提到的专有名词要读重一些。

在朗诵中，三种重音里，首先应该考虑逻辑重音和感情重音的处理，其次才是语法重音。

（2）重音的表达方法　　重音的显示，并非简单地加大音量。一般通过以下四种方法来表达：

提高音量。朗诵时，加大重音的音量，非重音则较少用力，读得较弱。强弱形成反差，突出重音。

重音慢读。重音词可以适当延长音节，有意慢读，采用一字一顿的方法去读。主要用于表达反语、讽刺和显示疲倦、无奈等内容。

重音轻读。重音词语语势减弱，声少气多，而与非重音词的响亮形成反差。这主要是一种表示幽静环境、悠悠情思、絮絮细语等时的表现手法。

连中有停法。运用停顿突出重音是一个常用的重要方法。在重音前或重音后或在重音前后安排或长或短的停顿，会使重音的分量加重，给人留下深刻的印象。

4. 停连得当

（1）停连的重要性　　停连，指朗诵语言中声音的顿歇和连接。停顿，不仅是朗诵者换气的需要，更重要的是，能把作品的内容表述得清楚完整，把思想感情表达得更突出。恰当运用停顿，能更好地发挥组织有声语言、区分转折、呼应、回味、想象等作用，可谓"此情无声胜有声"。停连必须以思想感情的运动状态为前提，是朗诵者思想感情的继续和延伸，绝不是思想感情的中断和空白。同时，作品中的标点符号是朗诵者安排停连的重要参考，但在一定的语境中，应大胆突破文字标点符号的束缚。

（2）停顿的情况　一般来说，停顿有以下几种情况：

气息停顿。气息停顿指句子中调节气息的间歇。碰到长句子时，不可能一口气读完，应在句中做合适的调节气息的停顿。停顿的位置，通常依据作品的内容来定：若语句需要急促地读，应适当地少停顿；若语句需要舒缓地读，则应适当地多停顿。一般来讲，换气都是在停顿较长的地方。

语法停顿。语法停顿指依据语法关系所做的停顿。这种停顿能帮我们分辨句子结构中的语法关系，以便正确了解文意。它主要依据标点符号来确定，而标点符号表示的停顿时间有长有短。一般说来，停顿时间表现为：句号、感叹号、问号——两拍；冒号、分号、引号——一拍半；逗号——一拍；顿号——半拍。

结构停顿。为了表示作品的段落、层次等结构所做的停顿叫结构停顿。它显示出来的是文意的间歇。而停顿时间的长短，应视作品中具体的语言环境而定。一般来说，停顿时间的长短表现为：层次长于段落，段落长于句子。而句子之间、段落之间、层次之间，前后关系衔接紧密的，应停顿短些；若是思路另起、连贯性不强的，就停顿长些。

逻辑停顿。为了突出或强调某一特殊的意思所做的停顿，叫逻辑停顿。逻辑停顿可在语法停顿的基础上变化停顿的时间，还可以根据作品内容在没有标点符号的地方停顿。

● 知识库

鲁迅的《祝福》中讲述祥林嫂捐了门槛之后，鲁四老爷家的祭祀：桌子放在堂屋中央，系上桌帏，她还记得照旧去分配酒杯和筷子。"祥林嫂，你放着吧！我来摆。"四婶慌忙地说。她讪讪地缩了手，又去取烛台。"祥林嫂，你放着吧！我来拿。"四婶又慌忙地说。

若依标点符号，"筷子""烛台"之后都是句号，应做较长时间的停顿。然而，有经验的朗诵者却往往会置句号不顾而马上接四婶的话，借以突出四婶因害怕祥林嫂这个"干净"的女人玷污了祖宗和神灵而紧张的心情。这样处理，更深刻地揭露了问题，也预兆了祥林嫂的悲惨结局，从而更能激起人们的强烈同情。

第六模块　朗诵口才

第3单元　常见体裁的朗诵

一、诗歌的诵读

自古以来，诗歌就是多样化的，既有历史的烙印，又有现实的足迹；既有诗体的区别，又有诗风的分野。诗歌具有四大特征：澎湃的激情，飞腾的想象，深邃的意境，和谐的韵律。诗歌的朗诵是很讲究技巧的。

1. 把握好诗歌的感情

诗歌是作者受客观事物刺激之时，情感激动达到紧张高亢之际的产物。从某种意义上说，诗歌的本质在于抒情，没有澎湃的激情就没有诗。因此，诵读者在诵读诗歌时，首先要注意对作品中的情感充分表达。应该全神贯注地去感受作者诗中的每一个字，并倾注你全部的情感。当你流露出来的是发自肺腑的真情实感时，你所朗诵的一字一句，就一定会亲切感人。

2. 进入诗歌的意境

有时，一首好诗常把我们带进一种艺术境界。诵读者要把这种情中景、诗中画通过有声语言展现在听众面前，使听众触景生情，情景再现，如同进入诗境一般。为此，诵读者首先自己要发挥充分的想象力，并投入这一诗境之中，如见其人，如闻其声，如临其境。

诗歌用最精练的文字、最简洁的语言、最高度的概括、最鲜明的形象，反映丰富多彩的现实生活，表达强烈的凝重的思想情感，诵读者要在心中生出比诗歌本身多好几倍的词句，去开垦、去挖掘、去理解，以使句子与句子之间没有空白点，才好进行诵读，使听众通过你的朗诵获得句子后面更多、更深的含义。

3. 体现出诗歌的音乐性

诗歌的音乐性是诗歌的又一特点，苏东坡说："三分诗，七分读。"诗歌朗诵不仅是把躺着的语言立起来，而且要让它叮当响地动起来，和着诗歌的优美韵律，产生一种很强的音乐感。这是一种和心灵的音乐相呼应的语言的音乐。

诗歌的音乐性主要表现在诗歌韵律和节奏上。韵律是合乎规格的相同或相近的声音（即相同或相近的韵母的字），它在诗歌中有规律地反复出现，主要表现在声音的强弱和长短上。声音的强弱表现在重音的交替上，声音的长短表现在音律的安排上。它给诗歌的声音组

103

合，产生了抑扬顿挫的音乐美，加强了语言的表现力，有助于吟诵、记忆和流传。诗歌中的节奏，是构成诗的韵律性的又一个因素。没有节奏就没有诗，节奏的作用在于，通过语句韵律的协调和联系，借此产生多向统一、整齐多变的节奏感，增强诵读的表达效果。

二、散文的朗读、朗诵

1. 寻找散文主线

散文是通过对某些生活片断的概述，来表现作者的思想情感，并揭示其社会意义。散文篇幅不长，形式自由，不一定具有完整的故事情节。语言不受韵律的约束，可以抒情，可以叙事，也可以发表议论，甚至三者兼有。根据散文的这些特点，要朗读朗诵好散文，主要应该做到：开掘深刻的"神"，穿缀散落的"珠"。人们常用"形散而神不散"来概括散文的结构特点。这就是说，散文所涉及的一切，都不能离开主题，都要围绕一条贯穿全文的有形无形的线索展开，为表达作品的中心思想服务。形可以散，神必须聚。要散得开，更要聚得拢。要像彩线穿珠似的把那些五花八门、色彩斑斓的人、事、物、景串成一个完整的艺术整体。在朗读朗诵中，诵读者必须寻找散文的主线，来串联散落的"珠"。

2. 应注意的问题

朗诵散文时要注意以下问题：叙述要舒展，描写要实在，人物要写意化，声音要轻柔化。要注意文章的层次，把来龙去脉交代清楚。还要注意趣味性，语音要起伏跳跃。依据抒情的基调，确定朗诵声调的高低、语势的强弱、语速的快慢，这样才能恰到好处地传达出作品的思想感情。

总之，朗读、朗诵散文特别是要领会它的形散神聚的特点，要朗读、朗诵好一篇散文，必须深刻理解作者心中的着眼点，不论画面有多跳宕，题材有多广泛，都一定要找到那根起着统帅作用的主线。脉络分明，语势流畅，朗诵起来才会成为一个整体。

三、小说的朗读

小说是综合运用语言艺术的各种表现手法，通过塑造人物形象，展开故事情节，描写具体环境来反映社会生活的一种文体。小说有情节、有人物，篇幅也较长，须调动用多种技巧来朗诵。朗诵者的主要精力应放在刻画人物性格上，从外形与内心两方面去把握小说中的人物。朗诵的基调要尽量体现作者的题旨、志趣和文风。在朗诵人物对话时，要特别注意人物的个性、年龄、职业和当时的心理状态，语调要有区别，体现出人物的性格特征，但不要过

第六模块 朗诵口才

分强调对话的表演性，要清楚我们朗诵的人物对话，是一种"转述"，而不是"扮演"。朗诵的任务就是告诉听众说了些什么，而不是怎样说的问题。所以在朗诵时，要有一定的声音造型，但绝不是扮演这个角色。

每章一练

1. 何谓朗诵？它有什么特点？
2. 朗诵的基本要求是什么？
3. 朗诵的技巧有哪些？试举一例说明。
4. 诗歌、散文、小说的朗诵应注意什么？

第七模块

公关口才

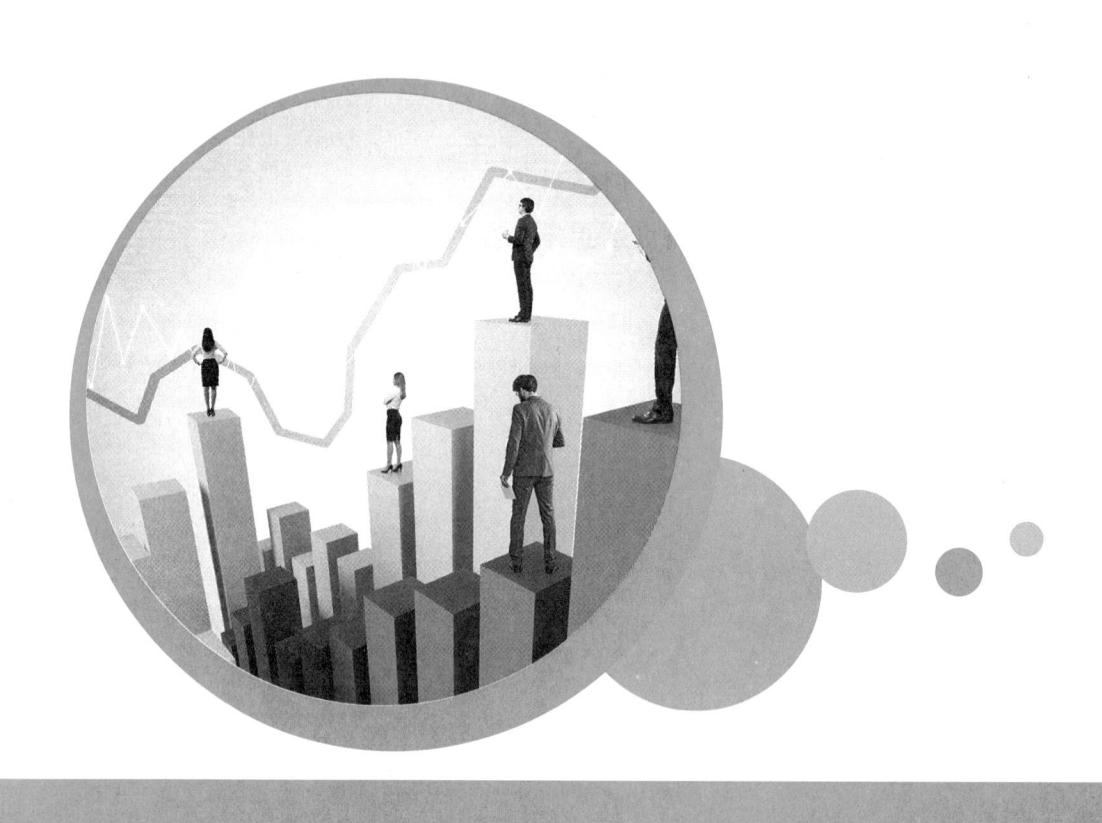

本模块概述

公关口才是一种公共传播活动，良好的公关口才能力能调动各种因素，使公共关系的宣传引起公众的注意，产生最佳的社会效果，促进公共目标的实现。本模块主要就公关的概念，以及公关口才的原则、特征、功能、技巧及特殊公关口才的技巧进行介绍和讲解。

教学目标

1. 掌握公关口才的基本原则和特征，熟悉公关口才的功能。
2. 了解公关口才的技巧。
3. 了解商业谈判和电话公关口才的技巧。

第七模块　公关口才

第1单元　公关口才概述

一、公关与口才

1. 公共关系

"公共关系"一词是由英文 Public Relations 译过来的，简称"公关"，是社会组织在经营管理中为了塑造良好的组织形象，运用传播沟通的手段，促进社会组织与相关公众之间的相互了解、理解、信任与合作的科学与艺术。

公共关系既是一门科学，也是一门艺术。

作为一门科学，它研究的是社会组织与公众之间传播与沟通的行为、规律和方法。

作为一门艺术，它是社会组织在做好自己工作的基础上，用心寻找公众的兴趣点，用传播和沟通这种软性的方法，与公众在情感上、思想上达到共鸣，从而使公众在心理上、感情上愿意配合、支持社会组织的工作的"攻心"技巧。

2. 公关与口才的关系

公共关系活动是人类交往的重要形式之一，这种交往形式离不开语言的运用，因为公共关系是通过传播信息，使社会组织与公众相互沟通、相互联系，而公共关系信息传播的每一个具体实践活动，几乎都离不开语言这个载体。

在公共关系活动中，公共关系活动人员如果能有较好的口才，注重口才技巧的学习，就会调动各种因素，使公共关系的宣传过程引起公众注意，形成友好的交际情感和气氛，产生最佳的社会效果，从而起到为社会组织树立良好形象的作用，促成公共关系目标的实现。

二、公关口才的基本原则及特征

1. 公关口才是一种公共传播活动

公关是以传播为媒介的。一个组织如果要在另一个组织或社会公众中树立起自己的良好形象和美好声誉，就不能离开各种传播手段。

公关口才是一种信息交流活动，又称为传播活动。它是通过面对面或电话通信等方式，使用有声语言进行彼此有目的的沟通，调节好组织与公众的多重关系。传播就是传意，就是把自己一方的意念诚心诚意地说给别人听,在相互交流思想、意识、感情的基础上,力图改变对方的言行,达到双方更好的相互支持和合作。如果双方都是无意识的,就谈不上传情达意,根本就无法沟通了。公关传播的方式有多种,但最大量和最广泛使用的就是公关口才,所以公关口才几乎体现了公共关系传播的全部特性,即社会性、普遍性、互动性和共享性。

2. 公关口才要以公共利益为出发点

公共关系是社会组织与其内外公众的关系,它不是私人之间的交往,而是一种群体间的社会关系交往。由此,公关口才的活动范围也就理应在群体之间而非私人之间进行。这就要求公关口才的实施者在开展工作时,必须以组织和公众的共同利益为出发点,而不能用个人利益去干扰甚至损害组织和公众的利益。那种以权谋私、假公济私、损公肥私的公关人员是违背职业道德的。当然,社会关系与个人关系紧密相连,一定的社会关系必然会表现为一定的人际关系,也就是说,公关口才实施的过程,群体之间的社会关系常常借助于个人与个人的关系表现出来,因此,必须要处理好个人感情与自己所从事的工作、与群体利益的关系。

公关是通过真诚合作、互利互惠来融洽双方关系,营造良好的人际关系和社交氛围的。它根本不同于那种为了个人或小集团得到一点好处而损公肥私、赤裸裸互相利用的所谓的"拉关系"。

3. 公关口才要自信沉稳,以势夺人

"要想说服别人,先要说服自己"。以自己的自信、沉稳去征服他人,是公关口才中尤其重要的要领。无论是政治活动、社交活动还是商业活动,都要在气势上做到先声夺人。人一旦自己有了信心,就能够影响他人。

许多人都有过类似的体验,当我们需要对某一事物做出判断或选择时,如果稍遇困惑,就会丧失判断力,陷入迷宫,无法做出正确的选择。而这种时候,心理上往往都会期待着别人给予自己一个强有力的建议,帮助自己做出判断。因此,此时我们的自信最能影响他人。机会总是来去匆匆,能否抓住它,就靠你的当机立断。

4. 公关要求随机性、灵活性和有针对性

(1)**随机性** 公关通常是面对面的信息交流和信息沟通活动,说话者可以及时得到反馈(如通过对方的表情、姿态、动作等),了解信息发出后对方的反应;可以根据这种反应的信息来检验自己的公关语言,了解传播的效果,以便及时调整自己的公关语言。当对方不明白或误解了自己的意思时,能够及时地进行解释。这种随机应变的口才方式,就是公关口才的随机性。

(2)**灵活性** 公关口才无论是在时间上还是地点的选择上,都具有较大的灵活性。根据公关活动的需要临场发挥,即兴而谈,灵活运用语言技巧,这样的谈话往往给人以深刻的

印象，使情景、气氛达到一致协调。茶余饭后、旅途之中，休息室、火车上、家里，这些都是公关口才的施展之地。有时，在比较随便的场所进行公关交谈活动反而更有利于倾心交谈，赢得对方的信任。这些都显示出公关口才的灵活性。

（3）针对性 公共关系的人际交往有较强的针对性，在进行公关活动时，必须要考虑到接受者的个性特点、心理特征、经验多少等多方面的情况，并在这一基础上开展工作。越是有针对性的谈话，越有利于对问题的深入讨论和交换意见，也就越能获得较为理想的效果。

三、公关口才的功能

要想达到最基本的人际沟通及最成功的公关效果，首先需要使用的就是语言，即先要过口才这一关。从各种国际谈判、贸易洽谈，到新闻发布会、货物推销会等，从国家最高领导到各行各业的每一个人员，都在为完成特定使命而应用着自己的口才能力。

1. 塑造良好形象

公关口才可以说是一个组织向社会介绍自己的"名片"，随着市场经济的深入发展，信誉和形象已经成为社会组织无形的资产和财富，是社会组织取得竞争优势、稳步发展的重要支柱。

> 运用公关口才可以使社会组织得到公众的肯定和支持，使公众对组织的产品和服务产生好感和信任感。
> 运用公关口才，可以使社会组织获得更多、更好的投资条件和其他支持。
> 运用公关口才，还能增强本组织内部职工的向心力和归属感，增强组织对人才的吸引力。
> 运用公关口才，能使组织获得包括社区在内的多种社会团体及媒体的好感和帮助，并会得到多种合作机会。

总之，公关口才能够提高组织的知名度，塑造组织的良好形象。

只有具备良好形象的组织才能取信于民，才能使社会公众对组织从了解到理解，从理解到信任，从信任到产生合作的动机和行为，从而有利于组织目标的实现。许多有规模的企业或集团公司，都把公共关系工作贯穿于日常管理的各个环节，就是为了在任何时间和任何场合不忘宣传和体现自己的组织形象，而公关口才是实现这一目的的重要措施之一。

2. 协调内外关系

只要有人，只要是由人构成的组织，只要人与人之间有千丝万缕的关系，生活中就处处离不开公关。人们常讲"天时、地利、人和"，实际上，公关攻的就是"人和"的关，即协调人际关系。人心的向背在任何时候、任何事件中都是决定胜负的重要因素，在当今世界的商战、技术战、信息战、外交战中更是如此。

任何一个社会组织在其生存和发展的过程中，其内部和外部的各种关系都难免出现抵触、失调及紧张现象，特别在当前市场竞争激烈和体制改革不断深化的条件下，各种矛盾的产生不仅难以避免，而且瞬息万变，让人难以防范。这类问题若不解决，就会损害组织的形象，并进一步阻碍组织的生存与发展。积极开展公关活动，主动与各方冲突者交流沟通，能够促进彼此的了解，转化矛盾，实现协作，有效地减少摩擦，增强组织的活力，最终提高组织自身的效益和社会整体效益。因此，有着能言善辩的伶俐口齿，对内下达命令、安排诸项事务；对外处理社交事务、沟通企业内外联系等的重要性是不言而喻的。

3. 为公关对象出谋划策

面对公关对象，公关的目的必须十分明确，那就是使对方朝着有利于双方的方向发展。公关口才的发挥一定要从公关对象的实际出发，了解对方目前面临的问题或困难，要有目的、有针对性地向公关对象实施公关口才。通过向决策者、管理者或合作者提供咨询服务，使之头脑更清醒、目光更长远、反应更机敏，从而使组织的经营决策制定得更符合实际，最终实现组织的既定利益。

4. 有利于人的全面发展

假如你注意观察的话，就会发现，生活中，出言不当，会令你四面楚歌；用语妥帖，则使你左右逢源。因此，对一个人的生活和事业来说，善于公关言谈的人，可以借助口才的力量促成自己的事业，为社会多做贡献；而拙于公关言谈的人，往往会失去机遇，或将事情越办越糟，因而抱恨终生。在公关场合，准确无误的口才为你广交朋友、拓宽领域、打下一个坚实的事业基础，创造了条件。

公关口才是博取公众好感，使双方获益的一种行为。公关口才倡导人与人之间的友好相处，主张在人际交往中遵守社会道德规范和文明礼貌；公关口才讲究交往的方法和艺术，讲究形象、沟通和协调，这些都有助于纠正人际关系中封闭戒备、钩心斗角、损人利己等消极的现象，有助于建立新型的人际关系。

第2单元 公关口才技巧

公关交际是人们进行社交活动、与具体的社交对象及公众建立亲密关系的最经济、最有效的工具。只有优化语言，不断提高公关语言的艺术水平，才能形成互相理解、互相协调、互相支持的友好氛围，产生最佳的社会效益和经济效益。

一、平等待人，礼貌周到

1. 选取适宜的称呼

公关交际中，在任何场合与人见面，遇到的第一个问题就是如何得体地称呼别人。因为公关交际中称呼稍有差错，便会贻笑世人，或给对方形成不好的印象。

我国是一个礼仪之邦，公关的称呼历来很受重视。因为它能体现一个人的礼貌修养。在公关交往中，体现谦和、礼貌的称呼语主要有敬称、美称、婉称、谦称等。根据言谈对象及其在公关活动中所处的地位、作用，必须掌握使用合适的称呼来拉进彼此间的距离，减少陌生感。

要在最短的时间里最快地记住公关对象的名字，这一点至关重要。戴尔·卡耐基博士在其处世格言中一再强调，要想获得别人的好感，首先要牢记他人的姓名，以示对他人的尊重。许多中国读者采用了这条建议，都觉得对自己的公关活动很有帮助。

2. 恰当地介绍自己

向别人介绍自己，看似简单，实则并不是一件容易的事。介绍得体、得法，会给人留下深刻的印象，从而迈出成功公关的第一步；介绍不得体、不得法，可能会引起对方的反感，增加对方的不信任感，从而对以后的公关活动产生不好的影响。把自己介绍给别人有直接和间接两种途径，不必拘泥一格。单刀直入切入主题也罢，利用新闻媒体、中介人也好，包括其他传播手段甚至独特"招数"，都未尝不可，这正体现了公关口才"八仙过海，各显神通"的特色。

3. 选择话题很重要

许多公关场合，初次见面，素昧平生，有人感到周身不自在，"不好意思"交谈；有人感到无从启齿，"没有办法交谈"。他们或局促一角，尴尬窘迫；或欲言又止，话不成句；或说话生硬，使人误解……产生这种现象的原因便是缺乏合适的话题。

好话题，是初步交谈的媒介，深入细谈的基础，纵情畅谈的开端。有几种话题是永远受欢迎的：

> 以对方感兴趣的事情为话题。
>
> 以对方擅长的方面为话题。
>
> 在众说纷纭的场合抓住大家共同关心的话题。

另外，及时转换话题也是十分必要的。这就需要在交谈中注意观察，当交谈者兴趣减弱，只是重复没有意义的内容时，就需要转移话题。以下的几种情况须转换话题：公关对象对谈话内容不感兴趣，觉得枯燥乏味；不同意对方意见，又不想与之争论；谈话中话题谈完，出现冷场；失言或其他尴尬局面等。

二、专心倾听和引导对方

1. 善于倾听

一说到公关口才，人们往往会想到"口若悬河、滔滔不绝"等字眼。当然，这是一种公关口才，但公关口才绝不仅仅如此，有时倾听对方讲话也是公关口才的表现。

越是善于倾听他人意见的人，人际关系就越理想，因为聆听是褒奖对方谈话的一种方式。你能够耐心地倾听对方的谈话，就等于告诉对方："你是一个值得我倾听你谈话的人。"这样无形中就能提高对方的自尊心，加深彼此间的感情。

●小锦囊

但是许多人没有耐心听别人讲话，因为他们是"事业家"，是"大忙人"，生活节奏太快。不能否认，现代社会竞争激烈，一个想成功的人要做的事太多，往往整天疲于奔波，因而时间一久，性情也变得急躁，对"倾听"显得腻烦，甚至别人刚一开口，还未等对方把话说完，就会予以否定，一口咬定不行，然后以十分武断的口气阐述自己的观点。这类人往往是想通过"短、平、快"的方式，以雄辩的口才显示自己的能力，迅速地解决问题。但是这样做的结果，表面看来目的达到了，事实上却得不到别人的认同，无法建立与他人真正的友谊，达不到公关效果。

历史上和现实中的许多实践表明，在事业上有成就的杰出人物往往善于倾听他人的意见。那些善于倾听他人意见的人总是宾客盈门，朋友广泛，因为人们总是喜欢与尊重别人、平易近人的人交往。假如你想成为一个善于公关交谈的人，就应当先成为一位善于专心听别人讲话、鼓励别人多谈他自己成就的人。

善听不仅能交流感情，它还有一个很重要的作用就是捕捉信息、处理信息和及时进行信息反馈。一般说来，谈话是在传递信息，听别人谈话是在接收信息。一个好的聆听者，应该善于捕捉信息，即在一大堆谈话中能捕捉到有用的东西，从而为自己的公关工作找到切入点。

2. 引导对方谈话

我们在公关场合与人谈话，目的是沟通思想，建立感情，形成合作。人们都希望通过语言交流，力图使自己的思想、情感、观念为对方所接受，同时也希望对方能把自己当成真正的朋友，向自己倾诉肺腑之言，说出内心的真实想法。但是在现代社会中，由于各种原因，并不是每一个人都会向你敞开心扉畅所欲言，这就需要我们在公关交谈中设法激发和引导对方谈话。

在与公关对象交谈时，要积极鼓励对方讲话。我们应当表现出有兴趣的、关心的和赞同的态度，使对方有一种自己被你认同的强烈感受。这时你要鼓励对方多说，如果他没提出让你发表看法时，一般不要插话中断对方的思路，当然，在一些细节问题上可以重复对方的语句，以表示重视、肯定和强化其感受。

三、恰当赞美公关对象

人人都有自尊心、荣誉感和实现自我价值的欲望，当赞美之词使人的这些心理渴求得到满足时，就会感到愉快，受到鼓舞，对赞美者产生亲切感。这就为成功地建立融洽的关系，积极合作，促进理解，创造了条件。赞美是公关沟通中建立良好的人际关系、激发积极行为的重要方法。

1. 赞美要真诚、具体

只有真心实意的赞美，才有动人的魅力，做作的奉承总会露出虚伪的用心而遭人讨厌。真诚的赞美一是要所言属实，不能无中生有。二是要表达自然，不可矫揉造作。三是要心正意端，不能动机不纯。而且赞美公关对象时，切不可言之无物，一味罗列假大空的套话，而应说出对方值得赞美的具体方面，表达要准确无误，这样才令对方感动。

2. 赞美要恰到好处

恰到好处就是不夸大其词，赞美语要恰如其分。对公关对象，不是事无巨细都赞美，而是要有分寸、有节制。对一个很平常的表现大加赞扬，使用"真了不起""太伟大了""天下无双"等极端之词，赞美就会失去积极作用，要么因吹捧而有害于人，要么成为戏谑而令人难堪。

3. 赞美要把握时机

　　所谓把握赞美的时机，一是当对方期待得到赞美或需要赞美时，要及时给予赞美；二是要讲究给予赞美的场合，要考虑是当众赞美，还是避开他人只说给当事人听，或是并不当着当事人的面赞美。一般来说，当人因挫折而情绪低落时，当人获得成绩时，当人特意为某事付出善意的努力时，应毫不吝啬地及时给予其赞美。这样的赞美会使沮丧者恢复自信，使成功者感到快乐，使努力者获得慰藉。

第3单元 特殊公关口才的技巧

一、商业谈判的技巧

商业谈判大体有国内谈判和国际谈判两种。无论是哪一种谈判,双方都会派出自己最恰当的人选,在谈判场上努力角逐,倾尽全力,斗智斗勇斗口才,以期获得满意的结果。这里不用刀枪,却是唇枪舌剑;这里没有硝烟,却不逊于战场。有时,甚至战场上得不到的东西,谈判桌上却能得到。商业谈判口才之重要,由此可见一斑。

下面简要介绍一下商业谈判中需要注意的几个问题:

1. 旁敲侧击

除了调查研究收集对方资料以外,了解对手还有一种比较有效的方法,就是现场利用公关口才"旁敲侧击"。

2. 不知彼,莫开口;先知彼,再开口

在商业谈判中,"不知彼,莫开口;先知彼,再开口"的宗旨行之有效。知己知彼能在对方实力明显强于自己的情况下起到保护自己的作用。这样也可以避免开口的时机不当导致失误,增加对自己的不利,造成难以协调的后果。

3. 故作"迟钝"

在商业谈判中,有时故作"迟钝"未必不是聪明人。"迟钝"的背后隐藏着过人的精明。在商业活动中,有些人听多说少,甚至不说,显示出一种"迟钝",其实他们这样做的目的是获得最大的利益。少开口,不做无谓的争论,对方就无法了解你的真实想法;反之,你可以探测对方的动机,逐步掌握主动权。谈判中间阶段不能放松警惕,明智的做法是继续研究对方已经透露了多少信息,如何利用这些信息把商业活动引导到自己期望的轨道上来。

二、电话公关口才的技巧

在当今"快节奏、高效率"的时代,许多事务的处理都是通过电话完成的,因为电话具有传递迅速、简便经济、效率高、省时省力等优点。不过,其难度较面对面交谈要大,因为一旦开局不好,对方可以轻易地结束这段谈话,即把电话挂掉。因此,电话公关口才需要较高的技巧。

第3单元　特殊公关口才的技巧

1. 打电话前做好准备

打电话前要先打个腹稿，内容紧凑，不东拉西扯。通话的公关目的要十分明确，要讲的内容须思考清楚，最好记下要点，以免临时表达不清或有所遗忘。另外，备好纸笔，准备随时记录。通话时，不宜谈论与公关意图无关的话题。与通话对象东拉西扯，不着边际的聊天，是非职业化的表现，也会给对方留下缺乏修养的印象。

2. 打电话要讲究礼貌

电话拨通后，先说"您好"，再自报家门，要主次分明。对方讲话时，要不断地辅以"嗯"之类的语气词作答，表示你在认真倾听。通话时，还应不时地称呼对方的姓氏或官衔，这样能使对方听起来感到亲切愉快。在相互问好后，应立即转入主题，先通报要点，给对方一个整体印象，如"有一件事情想和您商量"，"有几项通知告诉您"，然后再依次叙述。通话完毕后，不应急于放下电话，要说"谢谢""再会""再见"等，让对方先结束通话，自己再轻放电话。如果来电话人需要留言，那就要准确记下日期、来电话人的单位、姓名、电话号码、所交代的事项等。为了无误，还可将内容复述给对方听，核对后才放下电话。

3. 说话要口齿清楚

语调应始终保持轻松愉快，语速要适中，重要地方最好加重一下语气，必要时可询问对方是否听清楚了。一定要使自己的声音显得温和而真诚，让对方感到亲切自然。国外有人特地在电话机旁放一面镜子，以便自己看到自己的表情，好随时调整自己的语调语句，给对方一种"既闻其声，如见其人"的感觉。

4. 若要说服别人，先要说服自己

电话公关过程中，你的声音里千万不要缺乏自信。软弱无力的话语，一听就没有自信，说出去自然效果很差。而充满力度的声音当然让人耳目一新，不仅对方会重视你提出的问题，还会对你深表好感。

每章一练

1. 公关是什么？它与口才有什么关系？
2. 公关口才的基本原则和特征有哪些？它的功能是什么？
3. 公关口才的技巧有哪些？试举一例说明。
4. 商业谈判中的技巧有什么？
5. 电话公关口才有什么技巧？

第八模块

谈判口才

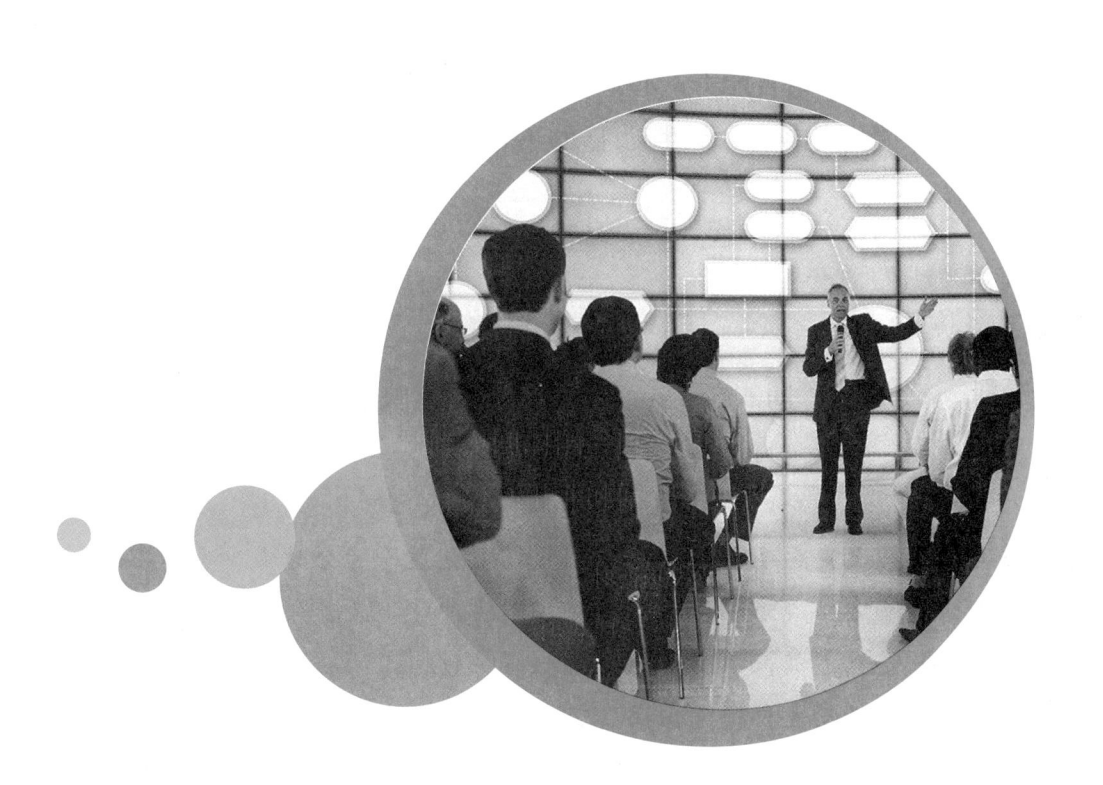

本模块概述

　　谈判是一种协调人们行为的基本手段，它在当代社会普遍存在。本模块主要就谈判的概念、性质、原则、类型，谈判口才的提问、应答、说服技巧以及几种常见的谈判口才，如商务谈判、正式谈判、非正式谈判和涉外谈判等相关知识进行介绍和讲解。

教学目标

　　1.掌握谈判的概念、性质、原则和类型，了解谈判口才的重要性。
　　2.熟悉谈判口才的提问、应答和说服的技巧。
　　3.了解商务谈判、正式谈判、非正式谈判以及涉外谈判中的口才技巧。

第1单元　谈判概述

谈判在当代社会是普遍存在的，它是一种协调人们行为的基本手段，谈判的成功与否，取决于对谈判对象情况的了解和掌握程度，对谈判内容所涉及的各种环境的熟悉程度，还取决于谈判人员的知识水平，语言能力，心理承受能力，战略、战术的运用等因素。可以说，谈判是谈判人员综合能力的较量。谈判的目的不在于一定要战胜对方，而在于达成某种协议，使双方都获益。

一、谈判的概念

关于"谈判"，有许多不同的概述，从不同的侧面反映了"谈判"的特点。含义包括以下几点：

谈判活动是在两个或两个以上的参加者之间进行的。
谈判的参与者之间必定存在着某种观点、立场、利益等的分歧或冲突。
谈判的参与者都有缩小或消除分歧、缓和或解决冲突、改善或建立关系的愿望。
参与谈判的目的是满足需求、交换意见而取得一致。
谈判这种人类交往活动主要是凭借语言交流来实现的。

知识库

人类的谈判史同人类的文明史同样长久，自从有了人类，谈判就存在了。谈判不是为了战胜对方，而是为了达成某种协议。双方互惠的谈判，显示了人类社会文明的进步。美国谈判学会会长，著名律师尼伦伯格在《谈判艺术》一书中所阐明的观点更加明确，他说："谈判的定义最为简单，而涉及的范围却最为广泛，每一个要求满足的愿望和每一项寻求满足的需要，至少都是诱发人们展开谈判过程的潜因。只要人们为了改变相互关系而交换观点，只要人们是为了取得一致而磋商协议，他们就是在进行谈判。"

二、谈判的性质

1. 合作性

谈判双方互相存在需要与愿望，所以互相的满足是谈判的前提和基础；互使对方在合作的事宜上受益是谈判存在的目的与依据。只有谈判的各方重视谈判的合作性特点，在合作的基础上进行协商，才能为实现双方的利益目标而努力。

2. 竞争性

谈判既具有合作的性质，又具有竞争的性质。每一场谈判都充满着竞争，合作是为了赢取更多的竞争，竞争是为了激发未来更大胜利的合作。谈判中为满足需要就得互相交换条件，运用谋略进行场内场外的智慧较量。双方为多占利益进行的智慧竞争是一个整体化过程，竞争使他们各自得到相应的报偿。

3. 沟通性

谈判是参与者围绕共同目标进行思想沟通、统一认识的一种交际方式，是一个信息交流沟通的过程。谈判的一个基本特点是，参与谈判的是具体的人。人是有思想感情、希望、需求的，为了满足人的这些需求，谈判双方就得交换条件进行利益互换，沟通可使各自的利益陈述更准确，能消除误解，免除不必要的感情冲动。

三、谈判的原则

1. 互利互惠、平等竞争原则

在利益导向的作用下，为满足各自需要进行的洽谈协商，要放在公平竞争的前提下，以达到等价有偿、各有所益的目标。

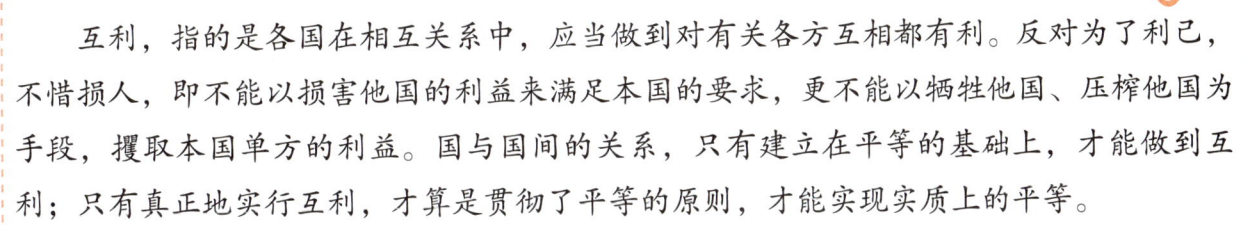

> **小锦囊**
>
> 互利，指的是各国在相互关系中，应当做到对有关各方互相都有利。反对为了利己，不惜损人，即不能以损害他国的利益来满足本国的要求，更不能以牺牲他国、压榨他国为手段，攫取本国单方的利益。国与国间的关系，只有建立在平等的基础上，才能做到互利；只有真正地实行互利，才算是贯彻了平等的原则，才能实现实质上的平等。
>
> 中国是国际社会中最早提出并积极推行平等互利原则的国家之一。在1949年9月29日通过的《共同纲领》中，就明确地把平等互利规定为与一切外国建立外交关系的一个前提条件，是中国实行对外经济交往、调整国际经济关系的基本准则。
>
> 1954年，中国与印度、缅甸一起，率先把平等互利原则与互相尊重主权和领土完整、互不侵犯、互不干涉内政、和平共处等原则结合起来，共同积极倡导把这五项原则作为指导当代国际关系的基本准则。随着时间的推移，平等互利原则与其他四项原则并列，成为举世公认的国际公法基本原则。

第1单元　谈判概述

2. 实事求是、信誉至上原则

谈判中要求双方尊重事实，服从真理，对对方和自己提出的条件都要做出客观分析，找出哪些是真诚公平的条件，哪些是苛刻无理的要求，哪些是经双方共同努力能争取到的条件。只有这样，谈判过程才能顺利进行，达到预期效果。在谈判中双方以诚待人，严格遵守诺言，取信于对方，使对方有安全感和信赖感。

3. 求同存异、最低目标原则

谈判双方寻求并维护双方共同的利益点，同时允许双方存在矛盾和差异之处。在获得共同利益的基础上，减轻矛盾的尖锐性和激化程度，使得彼此都能谅解。谈判双方都对各自期望的目标进行客观估计，以确定出各自的最低限度——底线，然后在底线的基础上力争获得更多的利益。

4. 合理合法、效率优先原则

所有的谈判过程和谈判协议都要符合规范，讲求公理，并在法律允许的范围内进行。同时，谈判中必须使所获得的权益大于谈判所用的成本。

四、谈判的类型

1. 谈判的要素

一般来说，谈判有三个要素，即谈判者、谈判时间和谈判情报。

2. 谈判的类型

（1）**按性质划分**　可以分为一般性谈判、专门性谈判和外交性谈判。

一般性谈判，指人际交往中的谈判。
专门性谈判，是指各个专门领域中的洽谈，是有准备的正式谈判。
外交性谈判，指国家与国家之间的政治、军事、科技、文化等领域的谈判。

（2）**按谈判的主题划分**　有单一性谈判和综合性谈判。

单一性谈判，谈判的主题只有一个，目标比较单一，时间较短。
综合性谈判，是由多个议题构成的谈判。

（3）**按谈判的形式划分**　有正式谈判和非正式谈判等。

（4）**按谈判层次划分**　有国家间谈判、团体间谈判和个人间谈判。

五、谈判的一般程序

一般说来，正规的谈判可以分为6个阶段。

导入阶段。这个阶段主要是谈判双方的参与人员通过介绍互相认识。通过介绍可以了解参与谈判人员的姓名、身份、地位、职务等。

概说阶段。这个阶段是想让对方了解自己的目的和想法，同时隐藏不想让对方知道的其他资料。

明示阶段。这个阶段谈判双方必然会有不同的意见和想法，要通过谈判逐步达到意见的一致和相互之间的谅解。

交锋阶段。这个阶段谈判的双方真正开始互相对立。对立是谈判的命脉，各方都应朝着自己所求的方向不懈努力，要坚定自己的立场，必须有充分的准备，随时回答对方的质询，提出己方的要求和条件。

妥协阶段。这个阶段谈判的双方已经建立承认的原则，开始寻求妥协的途径。妥协是谈判不可缺少的部分，谁先妥协，怎么妥协，互相让步，同时要对自己一方可退让的范围做到心中有数，也应该通过观察、了解、推测对方妥协的范围，以达到己方有利或满意的目的。

协议阶段。这个阶段之前，经过双方的交锋和妥协，双方认为已基本达到各自的目的，便表示同意。然后，由双方在协议书上签字。

六、谈判口才的重要性

参加谈判的谈判者必须具有一定的实力（如：谈判者的声誉和影响、市场环境和竞争条件以及谈判者的社会地位及权力），否则就很难应付各种预想不到的情况。除此之外，口才也是一个重要的因素。在整个谈判中，口才始终起着举足轻重的作用。哈佛大学教授、美国语言学家约克·肯说："生存，就是与社会、自然进行的一场长期谈判，获取你自己的利益，得到你应有的最大利益，这就看你怎么把它说出来，看你怎么说服对方了。"口才好，实力会得到增强；否则，实力就会削弱。

1. 好口才在谈判中能够更好地沟通与了解

在谈判中，谈判各方常会意见相左，各执一词，相持不下。在这种情况下，双方实质上是没有交流的，这对谈判是相当不利的，它破坏了各方之间的友好关系，破坏了谈判气氛，会使谈判进程停滞不前，甚至于陷入僵局。这时如果有哪一方的代表能用恰当、巧妙的语言对某一争执的问题加以叙述或询问，就有可能打破僵局，使各方代表知道问题之所在，采取相应积极的态度，促使彼此理解，很自然地绕过纠纷，谈判就可以顺利进行下去了。

2. 好口才是获得信息的一个重要手段

在谈判中，随时随地都要了解对方的需要、实力、语言动机等各种信息。获得这些信息就得通过提问来实现，问得好、问得巧，信息就容易获得。不讲求方式、技巧，有时不但不能获得信息，反而会直接影响到谈判的进行和效果。

3. 好口才可以更好地说服对方

好口才在谈判中可以说服对方，使对方能心悦诚服地接受意见，达到合作或互惠互利的目的。在谈判中，实际上谈判各方都处于被说服的地位，同时都有一种抗拒的心理。在这种情况下，就看哪一方的谈判人员具有较好的口才了。有较好口才的谈判者，就可以运用所掌握的说服技巧，通过有理、有据的摆事实、讲道理，言辞如春风化雨一般，在不知不觉中说服对方；口才欠佳者只能是处于被动地位，等着被对方说服。所以说口才在谈判说服时是不可轻视的。

第八模块　谈判口才

第2单元　谈判口才的技巧

谈判实际上是对对方内心活动思想动态的探视，是对对方的真实动机、预定目标的了解，是对对方不合理的要求、不正确的观点的辩驳，是对对方的循循诱导和启发暗示，是对自己观点的阐述、正当利益的护卫，是对意外情况的处置，是对谈判走向的控制和引导。这一切的一切都有赖于谈判者的口才，即语言运用的技巧和艺术。一般来说，谈判，特别是现代商务谈判，应注意以下技巧。

一、话题选择的技巧

在谈判中，特别是与刚结识的人交谈时，如何开始很关键，话题的选择是非常重要的。为了消除初次见面的人所持有的戒心，最好是从平淡处开口，不要在还未探清对方虚实之前冒昧地提出太深入或太尖锐的话题。最简单的是从一句轻松的家常话或是从当时所处的情境出发寻找话题，这样可以拉近双方的距离，能够给对方较为亲切的感觉。比如可以根据对方的口音询问籍贯，然后运用所知的一些知识引导对方谈及家乡风土人情，这几乎是一个百试百灵的不衰技巧。当然，要选择能吸引别人的话题，平时要注意自己的知识积累，提高素养。还要随时随地留心别人的交谈，注意观察与总结，提高判断别人喜好的能力。

在言谈中要避免自己不完全了解或不感兴趣的话题，更不能提及别人忌讳的话题。尽量避免以自我为中心谈话，多说你如何如何，而不总是我如何如何。

二、提问的口才技巧

谈判是一场舌战，要想谈判获得成功，就必须先了解对方的情况。要想探询到对方的情况，关键在于问，善于提问是谈判成功的前提条件之一。边听边问可以引起对方的注意，可以传达自己的感受，可以获得自己不知道的信息，可以控制谈判的方向，使话题趋向结论。提问恰当，具有针对性，有利于驾驭谈判的进程；反之，将会损害自己一方的利益，还会使谈判节外生枝。

1. 注意提出的问题

注意提出的问题就是对所提问题要得体，既有针对性，又不使对方为难。一般谈判过程中，提出的问题应该事先让对方知道，你想从这次谈判中得到什么。如果对方明白了你的意图，他就可以有的放矢地做出回答，大量的信息就可以得到了。

> **小锦囊**
>
> 　　有一个秀才去买柴，他对卖柴的人说："荷薪者过来！"卖柴的人听不懂"荷薪者"是什么意思，就愣在那儿，不敢朝秀才走过去，于是秀才只好自己走上前去问："其价如何？"卖柴的人听不太懂这句话，但是听懂了一个字——"价"，于是就告诉秀才价钱。秀才接着说："外实而内虚，烟多而焰少，请损之。"卖柴的人因为听不懂秀才的话，担着柴转身要走。
>
> 　　见卖柴人要走，想到这么冷的天，没有柴怎么取暖？秀才急了，一把抓住卖柴人的柴担，说："你这柴表面上看起来是干的，里头却是湿的，烧起来肯定会烟多火焰小，请减些价钱吧！"
>
> 　　秀才作为信息的输出者，应该充分了解接受者的情况，选择合适的沟通方式，以利于接受者的理解、达成预定目标。

2. 注意提问的方式

　　注意提问的方式即选择适当的提问形式进行提问。提问的形式一般有限制型提问、婉转型提问、启示型提问、攻击型提问、协商型提问等。

> **小锦囊**
>
> 　　小王："您好，李总，我是一家财务软件公司的小王，很高兴您能接听这个电话。"
>
> 　　李总："有什么事吗？"
>
> 　　小王："是这样，我们公司最近新代理一种能够提高库存、财务方面的管理软件，听说你们公司目前还没有使用这方面的软件，是吗？"
>
> 　　李总："你听谁说的，我们偌大的公司怎么可能不使用财务管理软件，你搞错了吧？"
>
> 　　小王："是吗，您使用的是什么品牌的财务软件呢？"
>
> 　　嘟、嘟、嘟……对方已经挂断电话了。
>
> 　　在小王的销售过程中，我们能够清楚地了解小王打电话的目的，但是很遗憾，他提问的方式没有把握好，可以说让别人听着很不舒服，即使对方有需求，也不会从他这里购买。

3. 注意提问的时机

　　注意提问的时机即谈判中适时提问，掌握好谈判进程，抓住有利的时机。提问的时机，一般来说，有以下几种：在议程规定的商讨时间提问；在对方发言完毕之后提问；在对方发言停顿间歇时提问；在自己发言前或发言后提问。

三、应答的口才技巧

一般来说，提问的一方先占有主动，为了达到自己的某种目的，总是提出一系列的问题，企图引导对方走进自己的圈套。作为应答的一方，事先不可能预料到对方要问什么问题，但是又必须在对方问题提出后再给以应答，要想在应答中反客为主，变被动为主动，就必须主动，就必须掌握应答的艺术。

1. 正面回答

公关谈判中遇到涉及全局利益的问题或原则性的问题时，针锋相对，据理力争的同时，将自己的观点和原则正面告知对方，让对方彻底打消不合理要求的念头。

小锦囊

某一广告公司与某厂家谈判制作广告时，广告公司的谈判代表说了一段话："我们非常愿意为贵厂制作广告，并保证在亚运会期间播出。问题在于现在距亚运会开幕只有一个多月的时间了，为了确保质量和效果，广告片的创作和摄制需要一个反复研究的过程。在这样短的时间内完成，我们需要加班。因此，制作费要在原来的3 000元的基础上增加20%的加班费。"这段应答词我们可以看到，广告公司的谈判代表是通过摆事实、讲道理来告知对方自己的想法和要求的。没有拐弯抹角，也没有旁敲侧击，给对方一种自己的要求和态度不容置疑的印象。

2. 多方面加以分析后回答

尤其是在对方的问题不宜做笼统的肯定或否定的情况下，更应该一一分析，一一作答。

小锦囊

我国某制药公司与美国S制药公司合资谈判，在第二轮谈判时有这样一段：

美方："我们的商标在国际上是有信誉的，这有助于推销合资公司的产品，而且这个商标是在中国注册的，必须受到保护，使用必须付费。"

中方律师："美方商标已经在中国依法注册，当然应受到保护，非经议妥代价，任何人无权使用。但是，这与本合同无关。双方经理已经确定，合资企业的产品45%由美国负责出口外销，55%由中方负责内销，内销产品不用美方商标。至于外销部分用什么商标，那是美方的事，反正产品是由美方负责销售。如果美方为了自己销售方便，外销部分采用自己的商标，这怎么能要合资企业付费呢？"

中方律师就对方提出使用其商标付费的要求，并没有直接回答说"可以"还是"不可以",而是有理有据地进行层层分析,在分析过程中辩驳与陈述论证相结合,最后证明对方要求付费是没有依据和不合理的。语言精练、准确,态度严肃认真,立场坚定、鲜明,据理力争。

3. 不给以正面回答,转移话题启发诱导

在公关谈判中,有些问题不值得答复,可以置之不理,对有些问题予以全面的回答不如只回答问题的一部分;对不能做正面回答的问题,可以采取转移话题、启发诱导的方法给以回答。

◎小锦囊

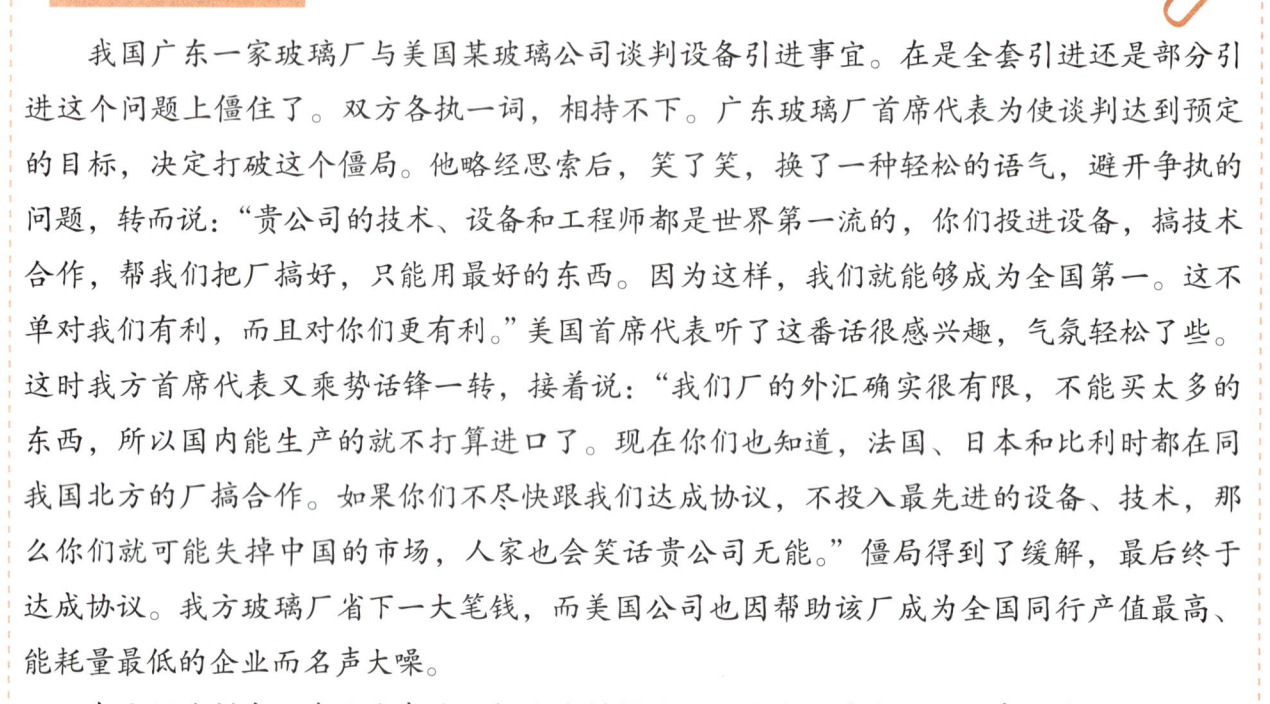

我国广东一家玻璃厂与美国某玻璃公司谈判设备引进事宜。在是全套引进还是部分引进这个问题上僵住了。双方各执一词,相持不下。广东玻璃厂首席代表为使谈判达到预定的目标,决定打破这个僵局。他略经思索后,笑了笑,换了一种轻松的语气,避开争执的问题,转而说:"贵公司的技术、设备和工程师都是世界第一流的,你们投进设备,搞技术合作,帮我们把厂搞好,只能用最好的东西。因为这样,我们就能够成为全国第一。这不单对我们有利,而且对你们更有利。"美国首席代表听了这番话很感兴趣,气氛轻松了些。这时我方首席代表又乘势话锋一转,接着说:"我们厂的外汇确实很有限,不能买太多的东西,所以国内能生产的就不打算进口了。现在你们也知道,法国、日本和比利时都在同我国北方的厂搞合作。如果你们不尽快跟我们达成协议,不投入最先进的设备、技术,那么你们就可能失掉中国的市场,人家也会笑话贵公司无能。"僵局得到了缓解,最后终于达成协议。我方玻璃厂省下一大笔钱,而美国公司也因帮助该厂成为全国同行产值最高、能耗量最低的企业而名声大噪。

在这例谈判中,我方代表为了打破谈判僵局,用启发诱导式的语言表达出:如果对方(美方)能提供最好的设备给我方,不但有利于我方,而且有利于对方。与此同时,还盛赞美方的技术、设备和人员的条件都是世界第一,经过这一席缓和气氛的语言调节,双方在感情距离上又进了一步。其实这段话只是一个引子,当会场气氛轻松起来之后,中方代表马上话题一转,摆出事实,讲出道理,陈述如果协议不能尽快达成,损失的是对方而非中方。中方还可以找其他合作伙伴,而对方则失去了中国这个大市场。中方首席代表的一席话,加快了谈判的进程。他的语言刚柔相济、情理交融,既有真诚的赞扬,又有热诚的期望;既有坦率的诉说,又有令人信服的利害得失分析,使情和理、刚和柔达到了和谐的统一,具有较强的说服力。

第八模块　谈判口才

4. 在涉及根本利益时应据理力争

谈判时，当双方在涉及各自根本利益的时候，在原则上都不会轻易让步，而是针锋相对、据理力争，但据理力争并不是大吵大嚷，也不是互相谩骂，而是摆事实、讲道理，用有力、有理、有逻辑的语言强调和陈述。本着公关互惠互利、共同发展、着眼于长远的原则，又要沉着镇静、彬彬有礼，保持一定的风度。

四、说服的口才技巧

谈判过程中除了提问、对答这两个环节之外，还有说服这一重要的环节。谈判犹如两军对垒，当一方试图说服另一方时，自己同样也处于被说服的地位。这时就要看哪一方的说服的口才技巧运用得好：说服有效就化险为夷，说服无效则功亏一篑。

1. 权衡利弊，满足对方对利的基本要求

在说服对方时，应尽可能地强调双方利益的一致与互惠互利的可能性。这样做能够激发对方在自身利益认同的基础上来接纳意见。谈判的本质就是满足需要，如果需要得不到满足，纵然说服者有三头六臂，也无法使对方心悦诚服。

●小锦囊

一个人去买沙发，看上了一张黑沙发。对方标价185元，他便讨价还价，还价110元，对方说140元我都没有卖。听过之后，这人便说了一段话："140元钱是有形的钱，无形的钱你算过吗？如果你马上把沙发卖出去，可以抓紧时间再做一个，那钱不就出来了？假如继续留5天才把沙发卖出去，恐怕140元也赚不到。5天可以做出几张沙发，这笔账你算过吗？时间就是金钱，效率就是生命，薄利才能多销，如果你的沙发比别人卖得快，提高了你的信誉，自然就占领了市场，有市场才能赚钱，你说是吧？"结果双方以130元成交。这位买者站在对方的立场上，为对方着想，替对方分析，分析出对方的需要，权衡利弊，既客观又实际，于是自然说服了对方。

2. 在潜移默化中说服对方

谈判中要说服对方，就必须在交换意见时，在对方不知不觉中将说服的意思落入语言，在潜移默化中达到说服的目的。如果用明显的语言来说服对方，那么对方就会产生拒绝心理，说服就很难进行下去了。

第2单元 谈判口才的技巧

小锦囊

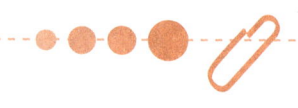

三国时，曹操率大军南征，刘备军弱而败退。刘备驻军于樊口，无力反击，只有坐以待毙，因为以刘备单独的力量绝对无法与曹操抗衡。解决的办法只有一个，就是与江东的孙权联合。孔明出使江东当说客。孔明首先说道："现在正值天下大乱之际，将军您举兵江东，我主刘备屯兵江南，同时和曹操争夺天下。但曹操已将天下几乎平定了。现在更是进军荆州，威震天下，各路英雄尽被其网罗，因而造成我主刘备今日之败走。将军您要权衡自己的力量，以处置目前的情势。如果贵国的军势足以和曹军抗衡，则应该早早和曹军断交才好。若是无法与曹军抗衡，则应尽快解除武装，臣服于曹操才是上策，将军您是否已拿好主意，决定臣服曹操？时间剩下已不多了，再不决断就来不及了。"孙权生气说："照您的说法，刘备为什么不向曹操投降？"孔明回答说："你一定听说过田横的故事。他是位齐国的壮士，忠义可嘉，为了不臣服于汉高祖而自戕。何况我主刘备乃是堂堂汉室之后，钦慕我主而投其麾下的优秀人才不计其数，他岂肯向曹贼投降！"孙权听后，激动地表示："我拥有江东全土，以及十万精兵，又怎能受人支配呢？我已经决定了。"

从这一例中看出，孔明说服孙权与刘备联合抗衡曹操，是通过对比来激起孙权的自尊心，使他自己说出愿意与刘备联合。在孔明的言辞中，我们找不到直接的说服词，而他的说服之意却潜在所有的言辞中，这里体现出孔明优秀的说服口才技巧，他在孙权不知不觉中说服了孙权。

第八模块　谈判口才

第3单元　几种常见的谈判口才

谈判的主要工具是语言。谈判是"谈"出来的，在谈判过程中，表达观点、交换意见和看法都离不开"谈"。谈判需要伶牙俐齿，妙语连珠，更需要具有良好的逻辑思维能力、清晰的语言表达能力，必须在克己敬人、寸土必争的前提下，在谈话之中保持自己应有的风度，始终以礼待人。

一、商务谈判口才

在商务谈判中，瞬息之间，利益攸关，唇枪舌剑，风云变幻。在双方势均力敌的情况下，口才是决胜的重要法宝。在一方处于弱势的情况下，良好的口才更是谋取最大利益的有效方法。

1. 商务谈判的口才特征

（1）**目的的功利性**　商务谈判者都是为了满足自己的功利需要而走向谈判桌的。

（2）**谈话的随机性**　谈判者要根据不同的对象、内容、时机、需要，随时调整自己的语言表达方式，包括不同的句型、语气、修辞，随机应变地发挥自己的口才优势，与对方周旋于谈判桌上。

（3）**用语的机智性**　谈判是智慧的争斗，更是口才的角逐。谈判高手总是运用高超的口才艺术，战胜对手。或以小见大，微言大义；或旁敲侧击，循循善诱；或言必有中，一语破的；或急风暴雨，口若悬河。

2. 商务谈判的口才技巧

（1）**语言表达的技巧**

语言要有针对性。谈判中所说的每一句话，一定要有很强的针对性，不要虚套和寒暄，这样才能建立自己的优势，控制全局，实现双赢的目的。

表达委婉。在表达的时候，要用婉转的方式，特别是在拒绝对方时，一定要表达得比较委婉。

使用无声语言。在谈判中停下来，用无声、沉默的方法来面对谈判对手。无声的语言往往会在谈判的关键时刻产生出人意料的效果。

129

（2）发问的技巧　发问是在谈判过程中，有针对性地让对方回答问题的一种请求，是了解谈判对手的有效方法。谈判发问的形式有一般提问、直接提问、暗示提问和探询提问等。通过发问不仅能获得己所不知的信息，而且能证实以往的判断。恰当的发问，能引导双方进入实质性谈判，也往往能驾驭谈判进程。谈判中巧妙发问，主要有四种方法：

火力侦察法。所谓火力侦察法，就是先主动地抛出一些带有挑衅性的话题，来刺激对方表态，其次再根据对方的反应判断虚实。

迂回询问法。这种方法一般不用在谈判桌上，而是在谈判桌以外的地方。方法是使对方松懈下来，趁其不备，然后巧妙地摸清对方的底牌。

聚焦深入法。就某一方面的问题做一个扫描式的提问，先大面积地去问，得到回复之后，对于最关心的，也是对方的隐情所在，再进行深入的询问，不断地提问题，最终把问题的症结所在找到。先扫描，然后找到隐藏的问题，这就是聚焦深入法。

试错印证法。在与对方的合作中有意地犯一些错误，比如念错一个字，或者用错词语，或者把价格算错、报错，这样诱导对方表态。其次再根据对方的表态借题发挥，最后达到目的。

（3）回答的技巧

对有十分有把握的问题和原则性的问题要给予明确答复，做出肯定性回答。

对于对方提出的听不清、不甚了解或一知半解的问题，不要轻易做出肯定性的回答，或只做出部分回答，或模糊回答，或另出题岔开。

当对方提出的问题不符合或违背自己的利益时，不要直言反击，应该用委婉的话语拒绝。

回答问题时，要减少问话者继续追问的兴趣和机会。

（4）说服的技巧　说服对方实现自己的愿望是谈判的目的。说服就是采取一定的方式，让谈判对手改变初衷，同意、接受自己的意见、观点，使自己的目的得以实现。

○ 小锦囊

谈判中的说服要坚持的原则

1. 不要只说自己的理由。
2. 分析对方的实力。
3. 研究对方的需求。
4. 窥测对方的心理。
5. 不要急于奏效。
6. 消除对方的戒心。
7. 改变对方的成见。
8. 了解对方的特点。

第八模块　谈判口才

9. 寻找双方的共同点。
10. 不要一开始就批评对方。
11. 态度要诚恳。
12. 不要过多地讲大道理。
13. 要注意场合。
14. 不要把自己的观点和意志强加给对方。
15. 平等相待。
16. 巧用相反的建议。
17. 承认对方"情有可原"。
18. 不要指责对方。
19. 尊重对方的人格。
20. 考虑谈判的第一句话。

要想在谈判中获胜，说服是一种很重要的艺术。只有掌握高明的说服技巧，才能在变幻莫测的谈判中左右逢源，达到自己的目的。一名称职的谈判人员应是说服的高手。下面介绍几种说服的方法。

摆事实，讲道理。在谈判中，谈判的双方是平等的，双方都必须遵守公共的准则，不得采取不正当的手段来取得谈判的成功，也不能以势压人。在某个问题发生争论时，关键是要以理服人。因此，摆事实、讲道理就显得非常重要。但"理"不应是空洞的，而应有科学根据，有确凿的事实。说理在谈判中占据重要作用，同时，应注重说理的方法和技巧。重要的是以科学为基础，以事实为根据，才能使谈判立于不败之地。

动之以情，晓之以理。商务谈判中的情感是理论的激活素，情理交融是谈判成功的原动力。

采用激将法。激发对方的自尊心和自信心，使对方接受自己的意见、要求。俗话说："请将不如激将。"在谈判中，通过一定的言语或行动刺激对方，激发对方的某种情感，引起对方的情绪波动，心态上发生变化。

注意寻找对方的心理需求，表达适当做出让步的意愿，以心交心，以心换心，从而实现双赢。

善于分析问题，抓住对方软肋，陈述利害，迫使对方做出让步。

运用选择法。谈判中运用选择法，对一个问题，从不同的角度来提出，用不同的逻辑方法来论证，效果就不一样，结果也可能正好相反。

第3单元 几种常见的谈判口才

（5）多听少说的技巧

必须学会倾听。一个谈判高手通常提出很尖锐的问题，然后耐心地倾听对方的意见。而有些人在谈判中总是忙于确定别人是否听见自己说的话，而不去倾听别人说的话，这是缺乏经验的谈判者。有的人总在心里想下面该说的话，不注意听对方发言，许多宝贵信息就这样失去了。有的人错误地认为优秀的谈判员是因为说得多才掌握了谈判的主动。其实成功的谈判员在谈判时把50%以上的时间用来听。边听、边想、边分析，并不断向对方提出问题，以确保自己完全正确地理解对方。要仔细听对方说的每一句话，而不仅是认为重要的或想听的话。这样才能获得大量宝贵的信息，增加谈判的筹码。所以说，有效的倾听可以了解客户的需求，找到解决问题的新办法。"谈"是任务，而"听"则是一种能力，甚至可以说是一种天分。"会听"是任何一个成功的谈判员都必须具备的条件。在谈判中，要尽量鼓励对方多说，并提问题请对方回答，使对方多谈自己的情况，以达到尽量了解对方的目的。

让对方先开口。了解谈判对手最好的方法就是诱导他们先开口。如果先开口，有可能就先暴露了自己。

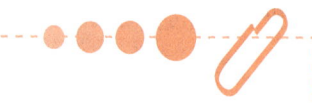

小锦囊

谈判中的不宜用语

在谈判中，有一些话是不能说的，说出来就会对己不利。比如：

1. "相信我。"大凡说这句话的人，可能接下来的话就让人不能相信了。

2. "我对你以诚相待。"对谈判对手以诚相待不是说出来的，而是做出来的，是通过你的做法让对方去感觉，如果做不出来，说得再多也没用。

3. "愿不愿意随你。"这种话是非常消极的，在谈判中要达到双赢，一定要有一个积极、愉快的氛围，双方都愿意把自己的东西拿出来与对方交换。

4. "我以成本价给你。"这句话没有人会相信。如果说这句话，对方就会在心中打一个问号："到底成本价是多少？我跟他非亲非故，他为什么会以成本价卖给我？"

5. "我们就是这个价，行不行？不行？我们再选择新的交易伙伴。"谈判是互惠的、双赢的，双方都在寻求共同点。不要过早地以撤出谈判相威胁，这样有可能刺激对方的不妥协心理或失去最佳时机。

6. 不要说任何讽刺性、威胁性的话语，以及任何形式的诋毁性语言，不能进行"人身攻击"。应该记住："买卖不成仁义在。"要注意维持长期的利益伙伴关系，即在相互信任、相互理解、相互尊重和保持友好的基础上保持长久的合作关系。

第八模块　谈判口才

> 在谈判中不能因为语言表达的原因而出现下列情况。如：双方存在认识问题的极大差距；谈判一方极度生气；态度消极低沉，甚至出现恐惧或敌对情绪；感觉像受到侵犯；对方曲解你的意思，双方产生误解，甚至相互指责。
>
> 在谈判中，每个谈判者所追求的利益都是具有双重性的，即实质利益与关系两个方面的利益。有些人在谈判时进行"人身攻击"，或者将某些评论与谈判者"对号入座"，这样就有可能伤害了对方，利益也得不到。
>
> 在谈判中，要注意避谈政治、宗教等立场不同的话题。

二、正式谈判的口才技巧

出席谈判的双方代表必须具备一定的实力，影响实力的因素较多。诸如谈判者的社会声誉及权力、市场环境和竞争条件、谈判者的口才等，谈判中需要参与者以良好的语言技巧与艺术，不断输出和接收场上信息，调整紧张情绪去应付各个问题。语言运用以叙述、辩驳、论证、说明为主。

谈判就是通过双方的思考与表达的交相传递，循环往复而持续进行。这个环节中任何一处出现问题，都会使谈判无法继续。由于谈判者的语言表达大多是随机性的谈话方式，思维与表达几乎同步进行，必须依据瞬息万变的客观形势迅速做出应变，因此对每一个参与谈判的人而言，思维及口才表达的技巧要求相对较高，同时，谈判内容的广泛性、谈判对手的多样性、谈判观点的差别性等都迫使参与者不断变换思考问题的角度、方式，摆脱传统习惯和成型认识的束缚，不断开辟新的思维场，对问题做更深入、多层次、全方位的思考。

谈判口才技巧主要分为善问、巧答和说服三大类。谈判中经常运用的语言艺术有：如何轻松拉开谈判序幕，如何探测对方虚实，如何暗示对方，如何正面交锋展开凌厉攻势，如何灵活让步，获得谈判的成功。

1. 善问技巧

《孙子兵法》有云："知己知彼，百战不殆；不知彼而不知己者，每战必殆。"谈判场亦如战场，在开展谈判前，就必须对对方有所了解，一般可以通过善问探询对手情况，尤其是边听边问的方法，既可明白传达自己的感受，引起对方注意，又可让对方尽量提供己之不详的信息，控制谈判方向和结论趋势。

（1）措辞得体，有的放矢　提问要得体，忌随意和威胁，一般情况下的谈判提问，应事先让对方知道，使对方回答，做到有的放矢。从提问的措辞到语调，都要注意恰当，具有针对性，否则难以驾驭整个谈判的进程。

（2）方式恰当，语气委婉 常见的提问形式有限制型、婉转型、展示型、协商型、攻击型等。通常提倡多用婉转型提问，既可探听对方虚实，又可避免遭拒而面露难堪。

（3）时机适当，语言中肯 要注意抓住有利时机进行提问：

一是在对方发言完毕后提问，倾听并留意记录对方发言中的存在问题，留在最后提问。这既是一种修养要求，又能全面了解对方意图，避免误会产生。

二是在对方发言停顿、间歇时提问。当发现对方发言冗长、纠缠、离题时，即可借他停顿、间歇时提问。

三是在对方发言之前或之后提问。之前提问常可以用设问形式进行，争取主动。

四是在谈判议程规定的时间内提问。此法乃针对大型谈判操作。在特定的商讨时间内，进行提问的声音、手势、表情要平和，语带恳切，双方方可就刚才的阐述做提问、论辩、商讨，必须事先针对可能的答案考虑好对策才提问。特别要强调的是，任何时候都不能提让对方感到恐惧的问题。

2. 巧答技巧

提问得绝，回答得妙，总是不断充斥在谈判进程中。实践中，巧答比善问更重要，否则会陷入被动、困难的境地。要想在应答中反客为主，变被动为主动，就得掌握应答的技巧。

（1）多方分析，深思熟虑 有些问题必须经多方分析后方可回答，切忌言不及义或沉默不语或笼统正面简单地予以否定或肯定。有些问题包含着早已策划好的、蓄意使人难堪的假定。为了争取谈判语言上的强弱之势，争取谈判最终成功，有时也须"丢卒保车"；而在原则问题上，有时则须论辩，当仁不让，据理力争。

（2）转移话题，启发诱导 洽谈中对问题或不答或部分回答或转向回答等，都需要凭借启发诱导式转移话题实现。启发诱导式回答务求做到刚柔相济，情理交融，切忌激动地据理力争或将话题扯远。启发诱导方法的好处是避免穷追猛打，各不相让，以免谈判陷入僵局。

（3）巧语暗示，弦外之音 要化解谈判中双方因各执一词而陷入低谷的情况，可运用巧语暗示方法。巧语暗示，即利用一定的语言环境和背景条件使话语产生言外之意、弦外之音。

除此手法外，还可利用修辞上双关语、多义词、同音词暗示；利用环境、时间暗示；利用有关事情的背景暗示等，制造言外之意、弦外之音，从而达到迫使对方让步又不破坏谈判气氛的目的。

（4）藏而不露，探测虚实 探测就是探询了解谈判对方的情况及组织、形象、信誉、状况等。对谈判手的内在属性和职能属性、能力结构等的探测，可分为谈判前、谈判中两步走，探测时务必注意有声和无声语言，忌露底、暴露弱点。只有熟练掌握探测语，摸清虚实，才能获得谈判的最大成功。常用的探测方式有：

一是适当时机以藏而不露、委婉清晰的提问探测对方目的，探测应隐藏在客套寒暄之中或之后。

二是巧用体态语，捕捉表情动作等无声信息的细微变化，探测对方底线。

3. 说服技巧

说服或叫劝服，是在谈判的"赢—赢互利型"模式中一种重要的技巧。任何一方都力求说服对方接受己见，并设法改变对方初衷，这种说服的成败是关乎谈判是否成功的关键。成功的说服关键在于谈判者是否能想办法化解各种有形或无形的抗拒。从现代信息学角度而言，谈判中的说服也是一个面对面反复进行信息输出与接收的过程，信息传递得当与否直接影响着说服的力量大小。而信息传输则跟媒介物有关，如环境营造、时间运用、可视的模型样品、方案研究或权威结论式的佐证、产品简介与宣传广告等，这些都是可供选择、必须考虑的媒介物，它们必将成为说服的工具或代替品。

（1）**先易后难，按部就班** 以对方感兴趣的消息开始，先是满足对方需要，制造融洽的气氛，并坚持先易后难的原则进行谈判，使争论问题的解决按部就班。

（2）**善于联系，求同存异** 比较一下待解决与已解决问题的同异，多强调双方的一致，少提及彼此的差异，可增加达成协议的希望。

（3）**愉悦适时，传递信息** 以愉悦适时的方式传递信息，重复传输较重要的观点和消息，可增强了解，并影响对方的决策直至谈判结果。

（4）**赠送礼物，打破僵局** 可给对方赠送出人意料的"礼物"，使其陷入惊慌、震动之中，一下子不知所措。这样也容易打破被对手控制的局面。

说服别人应遵循一定的原则：

融洽关系。相互信赖的人际关系可增加谈判双方的亲善和信任程度，直接影响谈判信息的传递与接收。

分析利益。围绕某项提议做劝说时，应着重阐明接受建议双方的利弊，表明获得讨论建议机会的信息。

简化手续。提议被接受后，应尽快办妥手续，以防变卦。

三、非正式谈判的口才技巧

围绕某一共同面对的问题，双方在各种非正式场合进行交涉、磋商，他们之间的利益可以互惠，但双方之间不存在均等的公平。片面的单方让步或单方的利益需求得以完全满足，都被认为是非正式场合的谈判。非正式谈判的技巧可以运用以上讲过的正式谈判技巧，除此之外，还可以运用以下技巧。

1. 重复法

（1）不断重复自己的意见，以引起重视，逼其就范　在谈判中使用重复的方法，最重要的是要有耐心和不舍的顽强态度。从信息论的角度看，重复并不增加信息，但增加强度，从而产生效果。

> **小锦囊**
>
> 苏联外长葛罗米柯谈判特色之一就是不断地重复说："不。"当对手准备了无可辩驳的理由来进行谈判时，在理论上不能与其一争高低，同时也不具备摆脱对手的条件，葛罗米柯就不申明理由地讲"不"字。1979年，美国国务卿万斯在维也纳同苏联人谈判时，他记录到葛罗米柯共说了"不"字12次。葛罗米柯靠着这种不申明理由不断重复说"不"的谈判技巧，造成了一种使对手感到沮丧的谈判气氛，从而摆脱了应担的义务。因此，他历经4位苏联领导人的变换而仍在其位，同9位美国总统谈判则不败。

（2）重复对方的意见　这种重复不是完全地、一字不差地照搬，而是巧妙地把它变成自己的话，借重复来削弱原话的锋芒，化尖锐为普通，从而使对方的意见变得比较容易对付。采用这种技巧，最重要的是注意分寸，如果过多地削弱对方的意见，对方就会指出来。

2. 激将法

激将法，就是通过一定的语言手段刺激对方，激发对方的某种情感，使对方发生情绪波动和心态变化，并使这种情绪波动和心态变化向着自己所预期的方向发展，使其下决心去做某种己方希望做的事。激将法就是要用语言技巧使对方放弃理智，凭一时感情冲动去行事。所以，激将法最适合用于经验较少、容易感情用事的人。谈判中，运用激将法往往能激发对方的谈判潜力，进而达到成功谈判的目的。运用激将法一定要因人而异，要摸透对方的性格脾气、思想感情和心理。对自卑感强、谨小慎微、性格内向的人，不宜使用此法。因为这些人会把那些富于刺激性的语言视为嘲讽与讥笑，因而消极悲观，丧失信心，甚至产生怨恨心理；对那些老谋深算、富于理智的"高手"，也不宜使用此法，因为他们一眼就会看穿，根本不会就范。

3. 赞美法

赞美法，就是在说服别人接受自己的意见之前先给对方一番赞誉，然后再说服对方的方法。用真诚的赞美去引起他人美好的情感，将会使受称赞者心情愉快，认为自己受到肯定，同时对称赞者也容易产生好感，这样就为谈判双方缩短距离、密切关系、进行心灵沟通打下良好的基础。

运用赞美法要做到：

> 赞美要独到。一定要找出对方值得赞美的、与众不同的优点和长处。
>
> 赞美要真诚。要发自内心，出于诚意。如果对方在某方面表现并不突出，却一味违背事实地夸奖他，那只能让人觉得不自在。
>
> 赞美要具体。如果能用具体的语言去赞美对方，就证明自己非常了解对方，敬重他的长处。这样，赞扬就显得很真切、很实在，对方也会很高兴地接受赞美。

4. 示弱法

谈判，在一定意义上就是实力的较量（包括权限、时间、选择、个人素质等）。山外有山，强手之上有强手。任何一个谈判者都不会永远处于优势地位。然而，弱，也是一种取胜的法宝，因为：

> 人不仅以得到什么为满足，以施予别人什么为幸福，示弱，给了强者一个表现自我的机会，强者往往会乐于帮助弱者。
>
> 示弱，是一个弱者最强的表现。软弱也是一种力量，它可以使强者无用武之地。

一般说来，具有突出谈判才能的人，都具有两方面的品质：一是能言善辩，慷慨陈词，侃侃而谈；二是能把握自己感情的阀门，控制住自己的感情，以此左右对方的情绪和心理。示弱法就体现了第二方面的品质。在谈判中，当对方感情饱满，侃侃而谈，大有一触即发之势时，谈判者收起自己的锋芒，向对方示弱，装作没听见、不明白，或毫无反应、无动于衷，采取一种"钝"的战术，以不应对来对付，有时就会令对方兴致全无，一筹莫展，完全丧失毅力和耐心。

5. 比喻法

现代作家秦牧说：比喻"可以叫作'语言艺术中的艺术'。"成功的谈判者总是能够在需要的时候随地打比方、举例子，使自己的话变得生动、具体，有说服力、吸引力，使自己的观点变得容易为对方所理解并最终被接受。

6. 绕弯法

绕弯法，就是不把想说的意思直接说出来，而是先谈一些貌似与主题无关，令对方感兴趣、能接受的话题，然后由小及大、由少到多、由浅入深、由近及远、由轻及重、由易到难地一步一步引入话题。这样，由于有了前面的层层铺垫，本来是对方难以接受的意见，听起来就不那么尖锐，不那么难以接受了。

在谈判中，出现僵局是很常见的。如果双方都固执己见，针锋相对，就有可能会导致谈判的破裂。有时"欲速则不达"，为了达到目的，不妨多花点时间，先绕个弯子，让紧张的谈判气氛缓和下来，与对方建立心理相容的关系，然后一步步引出主题，让对方接受。由此可见，绕弯法并不是漫无目的地扯远话题，而是必须选择对方感兴趣，又和自己主旨有潜在联系的话题，在谈话中慢慢地、自然地使这种潜在关系明朗化，最终让对方自愿地接受自己的主旨。

7. 反说法

反说法就是正话反说，不从正面对对方的观点进行批评，而是从对方的观点出发，把对方的观点尽情引申、发挥、夸张，用违反常理、颠倒是非的话显示其预见的荒谬，让对方自己醒悟。

正话反说，最重要的是要保持融洽、友好的谈判气氛。如果话说得过于尖刻，变成讽刺、挖苦，就会让双方难以接受，从而达不到说服对方的效果。

8. 数字法

数字法，就是在谈判时把自己的意见通过精确的数字来表达，使对手感到你精通某个问题，从而使对方产生信任感。人们对数字普遍有一种信赖的心理。数字虽然枯燥，但它可以客观、精确地反映问题，表现事物。在谈判中，用数字来说明观点，可以增强说服力，令对方深信不疑。

人们常说"事实胜于雄辩。"数字即是公正、客观的事实，事实确凿，往往具有很强的说服力。在谈判中，有时并不需要其他多种技巧，只需把准确无误的数字一摆，即可"一锤定音"，折服对方。但必须牢记一个要点：引证的数据要绝对准确无误，否则，将功亏一篑。

9. 刚柔法

所谓刚柔法，就是在谈判中以态度、语气伴随着谈判内容而造成一种气势来威慑对方的一种刚柔相济的技巧。

刚柔法具有很强的征服力和感化力，但它也有局限性。因此，柔言的方式要看对象，分场合，不能一概而用。谈判中，很多场合中是需要刚柔相济的。

10. 暗示法

由于各种原因，有时谈判者的观点，如果直接说明会给对方造成伤害而形成对抗，这时可用隐约闪烁的话，从侧面启发对方，来间接表达思想，让对方细细品味，最终接受。

四、涉外谈判的口才技巧

1. 涉外谈判的定义

涉外谈判，又称国际商务谈判，代表国家和团体利益的涉外人员与外国客商之间就有形与无形的资产交换或买卖，达成某笔交易进行的会谈。

一般说来，涉外谈判可有横向与纵向谈判两种模式。横向谈判是采用横向铺开的方法，首先列出要涉及的所有议题，其次讨论各项议题，同时取得进展，法国人是横向谈判的代表；纵向谈判是先确定所谈问题后，依次对各个问题进行讨论，美国人是纵向谈判的代表。

当我们跟他们进行谈判时，先要把对方的国籍背景、宗教信仰、民族文化、思维习惯与群体习俗等了解清楚，不能单一从谈判角度去备战。所以，作为一个涉外谈判人员，时刻要注意提高自己的素质修养。具体地说，涉外谈判人员必须具有以下的素质要求：品德素质；知识素质；能力素质；了解不同文化的谈判方式。

2. 涉外谈判的口才技巧

（1）转劣为优的技巧 摆脱困境、转劣为优，以保利益的方法有三：

及时坦诚地纠正自己的错误。"撤退"与"冲杀"同样是夺取全盘胜地、维护自身既得利益的法宝。

金蝉脱壳，以第三者身份纠正错误，可挽回面子，避免损失。

借助上级力量推翻个人先前的意见，以避免损失。

一般外商都知道我国对外贸易是统一计划和领导的，借口上级的旨意也是谈判中扭转劣势的有效手段。

（2）战胜"故意犯错"的技巧 大多数商人在国际贸易中都能遵守商业道德，也有少数不道德商人以"故意犯错"为战略，比如，佯装报高价，诱惑上钩；错报成交产品的规格；微改价格条款内容；改变包装要求等，以此谋求更多的经济效益。战胜对方"故意犯错"策略的反间计，最好是做足防范措施：

谈判一个项目要选择并保持两个以上的交易对象展开同一项目的谈判。

多从不同渠道了解谈判对手的资讯和诉讼记录，酌情关注。

提出标的完成的最后期限及报价，具体列出详细的违约、索赔条款，争取达成协议，让对方不易反悔。

警惕条件过于优厚的交易。

第3单元　几种常见的谈判口才

（3）应对最后通牒式谈判的技巧　这是一种能有效减少讨价还价的麻烦，促进谈判双方尽快达成协议的策略，多应用于价格条款和时间的谈判上。作为被通牒的一方，应对方法可选择：

> 作退出谈判之状，大胆设法试探对方通牒的弹性（真意、底价等），逼对方收回成命，不着痕迹地主动让步。
>
> 改变前面所谈内容。如改变交易的补偿或贸易来料，改变产品品质要求，增减产品订货数量等，营造新条件下的谈判。
>
> 不断重复己方观点，对对方的条件置若罔闻，逼对方提出折中的方式。
>
> 先发制人，抢先提出己方的条件，令对方措手不及。

每章一练

1. 谈判的含义是什么？它有什么性质和原则？其要素和一般程序是什么？
2. 在谈判中，提问、应答和说服各有什么技巧？试举一例说明。
3. 商务谈判、正式谈判、非正式谈判和涉外谈判各有哪些技巧？

第九模块

求职口才

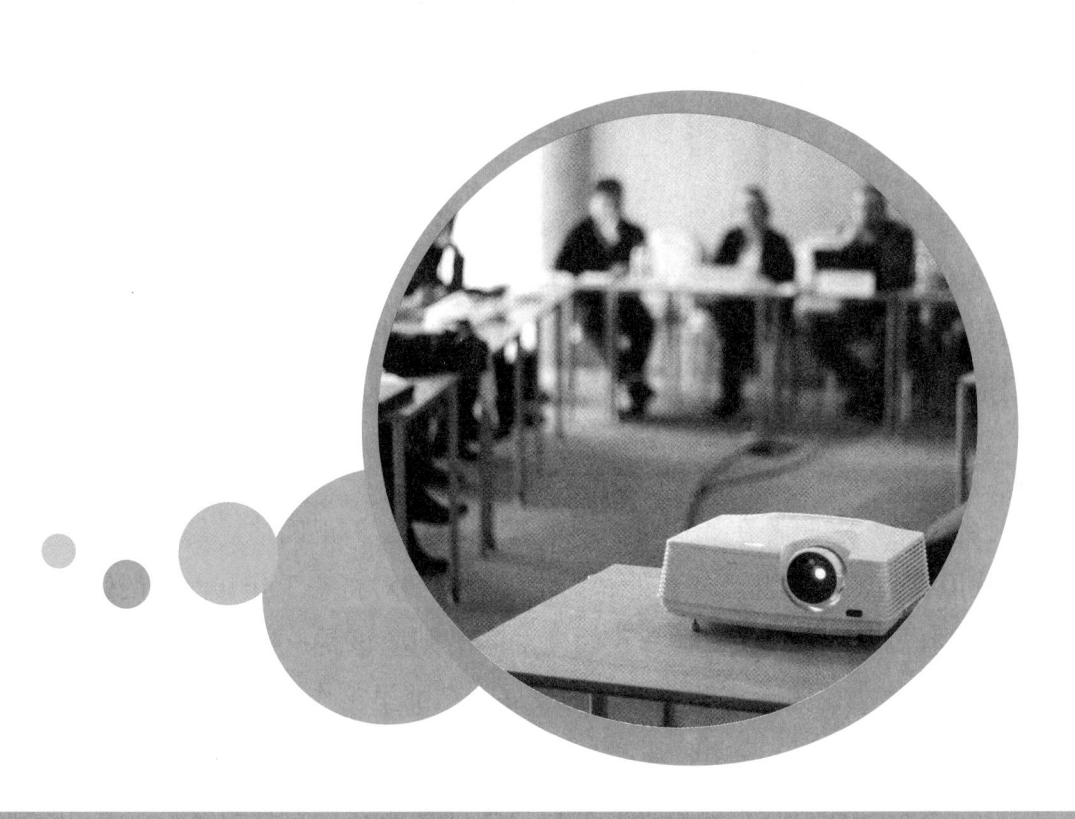

本模块概述

　　求职就是选择职业，谋求职业。在当今市场经济时代，求职是人们获得工作的一种主要途径，也成为一种必然的人生经历。一般来说，递交了完备的简历和求职信，经考查合格后，接下来的就是面试。可以说面试这一关是整个求职过程中关键的关键。本模块的"求职口才"也专指面试过程中所发挥的个人言语能力。本模块主要就求职的概念、原则、求职口才的特点、技巧以及求职的准备工作等相关知识进行介绍和讲解。

教学目标

1. 掌握求职的概念和原则。
2. 掌握求职口才的特点，了解求职口才的技巧。
3. 熟悉求职前应做的准备工作。

第1单元　求职口才概述

一、求职的概念和原则

1. 求职的概念

所谓求职，就是选择职业，谋求职业。求职的途径有多种，如到招聘会上求职、到劳动就业机构（如人才交流市场）求职、到具体单位求职、到各大专院校就业咨询处求职、通过招聘广告求职、写信求职等。在职业的大千世界中，要避免在求职中碰钉，谋求到如意的职业，其中有些原则是必须遵守的。

2. 求职的原则

（1）**全面正视的原则**　求职者在择业时，不但要正视自己，正确估计自己与所求职业的适应性，客观地认识自己，衡量自己的长处和不足以及它们对将来工作和前途的影响；还要正视职业与自己之间的距离。在求职时，我们衡量的准则应该是：这份职业是否适合自己；目标公司是否有发展潜力，是否有利于自身的发展；在那里工作是否能得到重用，能否发挥自己的一技之长等。

（2）**有的放矢的原则**　有的放矢地选择职业，可避免盲目性。首先，要对职业市场进行一定的调查，看看今年有哪些行业需要人员，有哪些单位正在招聘，对招聘的人员有什么要求。其次，根据自己的专业、技能、特长、爱好等确定自己大致的选择倾向，在大范围内确定有可能的单位作为目标。再次，在确定目标之后，在条件允许的情况下可去了解目标单位的有关情况（诸如单位的性质、规模、发展潜力、保障和安全、业务范围、人事管理政策以及声誉等）。最后，向有意愿期望的单位投寄简历、求职信及个人有关的资料。在这一点上，要充分利用自己的实际情况（如优秀的成绩、对口的专业、较高的外语水平、多方面的技能和特长、奖励证明等）为自己创造优势条件，给招聘单位良好的第一印象，准备接受正式的面试。

（3）**符合社会需要的原则**　在求职者中，很多人往往只考虑个人的兴趣与爱好，而忽视了社会的需要，这很容易导致求职的失败。那么，在求职中如何处理自己的兴趣爱好与社会需要的关系呢？社会经济发展需要决定的社会分工是有限的，而个人的意识（即广泛的爱好和兴趣）却是无限的，因而决定了每个人不是喜欢干什么就能谋到什么职业，求职并非是以个人的兴趣和爱好作为立足点的，求职必须遵守社会需要的原则，让个人的兴趣爱好去协调社会的需要，把社会的需要放在求职考虑的首位，尽量发挥个人的能力，寻找相对理想的职业。假如颠倒两者的位置，将会陷入求职择业的困境。

对这两者的协调，院校应届毕业生往往不如社会青年。因为在校读书期间，学生对社会接触不多，往往是凭满腔热情去憧憬未来，其中免不了带有较浓的个人色彩，朦胧的职业意识往往与自己的兴趣、爱好统一起来。所以，很多学生是在走出校门后，才发现求职择业首要考虑的应是社会的需要。

二、求职口才的特点

求职口才是指求职者在应聘过程（即面试）中进行言语表达时所表现出来的一种才能。它具有如下的特点：

1. 艺术性

求职口才不仅是自身能力的体现，更是求职技巧的体现。作为求职者，在面试场上，面对着千方百计想在你的语言中搜集信息的用人单位，求职者该如何说、如何答呢？怎样处理才能使自己表现得更为出色，让对方更为满意？这些都要求求职者在说话时注意说话艺术：既要准确得体，又要灵活巧妙。所谓准确得体，就是如实地反映自己的情况，对能表现自己的重要方面不要顾此失彼，说话要适时、适势、适情、适机，一切以适度、恰当为准则。既要树立自己的形象，传递信息，为面试官了解自己创造有利条件，又要表现得不卑不亢，很有分寸。灵活巧妙，是说话高超的艺术表现。面对着一些较为挑剔的面试官，面对着难以回答的问题，如何使自己不说可能导致失败的话，化难为易，化弊为利，这就要求求职者灵活巧妙地应对。在面试中，灵活的表现，巧妙的语言，不仅显示了求职者的说话技巧、交际能力，而且能引起招聘单位的注意和欣赏，收到令人满意的效果。

2. 自荐性

自荐性强是求职口才有别于其他口才的一大特点。在求职场上，面对着众多的对手，如何才能使自己脱颖而出，让用人单位注意到自己呢？除了本身必须具备的专业技术素质外，能在面试场上正确地评估自己，有针对性地突出自己，恰如其分地推荐自己，将是获得成功的关键。此外，在求职过程中还要避免过分"谦虚"。面试时，谦虚些可以给人好感，但谦虚过度则会使人对你产生怀疑，认为你无能、缺乏自信心。所以，面试时，既要勇于自荐，又要避免过度谦虚。

3. 目的性

在面试考场上，求职者所说的每一句话都是为应聘服务的。求职者所进行的自我介绍、对面试官所提出的问题的回答，或做一些必要的询问，都可让面试官了解自己，显示自己的实力和自我价值，使自己达到被录（聘）用的目的。求职虽带有很强的目的性，但应摒弃急功近利。有些求职者因求胜心切，在面试时一味讨好面试官，这样反而招惹讨厌，导致面试的失败。

第九模块　求职口才

第2单元　求职前准备

现代社会中，个人事业的发展大多起步于谋职，但究竟哪一条道路最适合自己，必须慎重选择，千万不可轻率为之，所以，每个人在择业求职的过程中对自己未来从事的职业都应有充分的准备，以免走弯路或陷入困境。

一、准确定位

1. 正确认识自我

认识自我、准确定位是成功求职必不可少的一项准备工作。正确认识自我，包括认识自己的能力、水平、兴趣、优点、缺点、心理状况、个性特点等，也就是对自己做出实事求是、恰如其分的评价，既不妄自尊大，又不妄自菲薄。通过对自我做出全面的分析，就可以正确地判断自己属于什么层次、什么类型的人，这就是定位。位置明确了，方向校正了，就能寻找到与之相匹配的职业。

2. 准确求职定位

我们可以采用国外学者研究的迄今为止最优秀的确定择业目标单位的方法，即"漏斗法"。人们选择工作的起点是已知的广泛内容，通过一系列的步骤，逐渐缩小个人选择的范围，最后达到最终目标。在选择过程中，随着对某些目标的排除，最后确定自己的职业、单位。具体做法如下：

（1）**确定一个广泛的兴趣领域**　如果没有工作，想要寻找适合自己的工作，那就要问问自己，是想到广播电视等领域工作，还是到市场营销、建筑装潢等领域工作，或是到旅游服务、卫生保健等领域工作。若对某一领域比较了解，又与个人兴趣、特长吻合，那么求职时就确定这一领域。如果已有了工作但不合意，那么换一个适合自己的工作也不失为明智的做法。

（2）**确定已选择领域的特定职业**　工作领域确定后，就要考虑是干行政管理工作还是干公关工作，或是干财会、推销工作等。在确定这些特定工作方面，一般宜选择相近的几个，如秘书、行政管理、文员等为相近者，而审计、统计、财会等为相近者。

（3）**确定向往的工作地区**　首先要确定工作的区域，是沿海地区还是内地，是城市还是乡镇，是长江流域还是珠江流域。区域初步定好，便可以具体到某一市县。如果所向往的区域是国外，那么根据所掌握的信息，应把握好到什么国家什么地区。

第2单元　求职前准备

（4）确定可以发挥技能的机构　根据自己的特长，认真思考是想到国家党政机关从政，还是到企业搞实业；是想搞科研，还是到文艺界从事文学艺术创作。如果想找一个较为稳定的职业，到党政机关、学校、医院、大型企业等求职较为适合；如果善于与人相处、好交际、热情外向，去宾馆、实业公司等求职较适合；若喜欢安静、好独处，那么到大学、科研部门、各机构的文联部门等求职较适合。

（5）对选择做出评估　对求职的兴趣领域、职业方面、工作单位的地点和性质做了确定后，再冷静地想一想：这样选择妥否？是否符合自己的实际能力？与自己的求职理想相距多远？哪些方面还需调整？应朝什么方向调整？等等。

（6）做出最终抉择　按照自己的职业理想以及对自我认识制定的工作选择准则，再根据以上的选择，就可以在已搜集的求职信息中选出具体的职业单位了。

二、了解社会用人观

受供大于求的职业市场大气候的影响，招聘单位对求职者的条件要求也越来越高。从各地人才招聘洽谈会和各类招聘启事可以看出，招聘单位普遍看重求职者的以下条件：

1. 工作能力

企事业单位都希望前来应聘的求职者具有一定的社会工作实践和专业实践能力。许多用人单位认为，在对求职者工作能力和工作经验不甚了解的情况下，是否持有与应聘岗位相适应的技术等级证书是衡量应聘人员技术能力水平的一个重要标准，也是考核人员素质的重要依据之一。众多招聘单位"钟情"于有实践工作能力的毕业生的事实，可用来提醒尚在苦读书本的学子，就读期间，不妨多寻找一些机会锻炼自己，从多方面培养自己的实践能力。

2. 学习能力

不少精明的企事业单位在录用毕业生时，都把能力强不强、潜力大不大作为考查的一个关键指标。为了适应科学技术飞速发展和不断加快的知识更新过程，终身学习成为必然趋势。如果说知识是金子，那么毕业生就必须有自学能力这一"点金术"。

3. 合作能力

虽说大幅度的评估标准因行业、职位不同而各异，但有些基本的标准却是具有共性的，其中一条便是考查毕业生是否具备与人合作的能力。当今世界，许多项目都非一个人能完成的，而是需要多方合作、共同努力才能完成。甚至有些项目，还需要多学科、多行业、多部门、多人员共同协调一致地进行才能获得成功。所以求职者就职后能否与上司、同事和睦相处，是否富于合作精神，善于与公司内外的各方协作，是否具有协调性和顺应性等，这些在面试中都要提问并重点考查的。而且许多企业都有这样的共识：善于合作的人拥有更多的机会，不善合作的人将面临无穷的烦恼。

4. 敬业精神

一位充满积极进取精神、愿为事业作奉献的人，必然会对工作尽职尽责，必然会想方设法在竞争中立于不败之地。许多用人单位都认为，敬业精神至关重要。没有事业心，这山望着那山高，频繁跳槽，这样的人到哪里都不会受欢迎。

由此可见，当今用人单位对求职者的要求是全面而严格的，既重才又重德，要求求职者德才兼备。某公司的经理说："我心目中理想的求职者应该是：德才兼备，既能干又肯干；与人争论不锋芒毕露，而是有理有情有新意，令人感到可信任、可合作；擅长与人相处，具有较强的公关协调能力；心理素质好，性格开朗，精力充沛，富有朝气和活力；谈吐幽默，具有较强的口头表达能力；具有较强的办事能力，能机智、灵活地解决各种棘手问题。"现代社会用人单位心目中理想求职者的形象，无疑为求职者指明了自我完善的方向和目标。要做好求职准备，首先就必须在全面提高自己的综合素质上多下功夫。

三、掌握用人单位的情况

为了确定一个适合自己的工作单位并确保面试成功，求职者在面试之前，应对招聘单位多方面的情况都有所了解，以便在面试中应付自如而且选定满意的工作单位。摸清用人单位的情况一般包括以下几个方面：

1. 单位状况

用人单位的机构规模发展潜力、经营状况、在外声誉等，这些都直接关系到求职者今后职业的稳定程度、收入的高低、工作的升迁、才能的发挥以及福利待遇等，求职时这些都不可忽视。对这些情况心中有数，面试中当对方问及单位的发展、经营方面的有关问题时，就可因为了解清楚情况而做出恰当、中肯的回答。

2. 工作性质

工作性质是否适合自己，应慎重考虑。如工作范围、工作责任、自主性与创造性、个人兴趣等方面，是否与自己的工作志向接近或吻合。如果与自己的工作理想相距甚远，就会在实现理想时多走弯路，甚至会使原不打算干的工作因日复一日而成为终身职业。如工作性质适合自己，在面试中便可有的放矢地突出自己胜任工作的特长，在问答中也可胸有成竹地就有关业务提出自己的见解。

3. 工作环境

很多求职者都不大留意工作环境，可是有些人工作以后却会因不适应工作环境感到难以忍受。因此，就必须弄清楚用人单位的工作节奏、实际工作所处环境及工作设备、人员情况。在面试中强调自己的长处，并突出积极进取、不畏艰难的精神，给对方留下良好的印象。

4. 劳动报酬

通常在考虑报酬时，应将工资、奖金和其他福利做整体计算。如有的单位工资不高，但奖金多、福利好，有住房津贴、医疗保险与养老保险等。薪金是谋职求生的重要因素，一般应达到某一水平，即该职位的薪金与其他同类职业的薪金相差不远。这样当招聘者问及"你认为多少报酬合适"时，就不至于说得过高而失去工作机会，也不会说得过低而使自己委屈。

5. 晋升机会

晋升机会影响到应聘录用后个人才华能否充分施展，能否较快地实现自己工作理想。许多人找工作偏爱大机关、大企业，其实大单位与小单位都各有所长，也各有所短。人的发展过程往往呈抛物线状，有上升期、平衡期与下降期。如果上升期得到启用，无疑会对才能的增长产生刺激作用。如果找大单位而少晋升机会，倒不如找有晋升机会的小单位好些。这也是近年来有些名牌大学毕业生放弃到大机关而去乡镇企业工作的原因。如果去类似的小单位，当问及"你为什么选择到本公司来应聘"之类问题时，就可以表示自己的就业观是以事业发展为重的，希望能够发挥自己的专长，而该公司正是符合自己理想的单位。这样回答可以给主考人员留下一个有事业心、有追求的优秀青年的印象。

6. 主考人员

事先了解主考人员的背景和个性也很有必要。如果知道对方的姓名、职务等，开口一句恰当的称呼就会使主考人员产生一种亲切感和熟悉感。如果对主考人员取得的成就、特殊的兴趣以及好恶都有所了解，就比较容易在谈话中与之建立良好的关系，回答问题也易博得其好感。

四、做好面试的准备

面试内容的准备，主要是对面试中可能提出的问题该如何回答进行准备。不少求职者在面试时怯场，主要原因就是不知道面试时会提什么问题，怎样进行回答。心中无数，难免恐惧。尽管不同的用人单位、不同的主考人员会提出不同的问题，但是，一般说来，大致会提哪些方面的问题仍是有一定规律可循的。通常情况下，主考人员所提问题基本上与求职者所应聘的职位及其素质有关。这些问题表面看来是随意提的，但实际上却大多围绕着求职者的受教育情况、工作背景、个人优点、兴趣、特长、工作能力、社交能力以及思维、反应、对生活的认识与看法等进行的。例如，"请简要谈谈你的情况""你为什么会选择这一专业""你应试的动机是什么""你有什么特长""你的人际关系如何""你的优缺点是什么""你对我们单位了解吗"等。由此可见，求职者是可以有针对性地做好面试问答基本内容的准备的，这种准备越充分，就越能及时、有效并充满信心地进行回答。

五、塑造良好的个人形象

1. 服饰的选择

关于求职的服饰，有一句过来人的话很值得我们借鉴——"你不可能由于戴了一条领带而取得一个职位，但可以肯定的是，你戴错了领带就会使你失去一个职位。"求职者面试时，服饰总的要求是：着装合体，化妆适当；款式、色彩应该与求职者的年龄、身份、气质、形体相协调；应该注重和突出服饰与所求职业的特点相称，给人一种鲜明的职业形象的感觉。女士求职时的服装一般以西装套裙为宜，这是最通用、最大方的着装。另外，化一个素淡、自然的妆去面试，会令你更加自信。男士在求职面试活动中，穿西装也是最为稳妥和安全的。

2. 面试时应注意的礼仪

仪容端庄，服装整齐；要准时到达面试会场，不要迟到；进入房间一定要先敲门，在经允许后，才轻轻推开门、进入室内，同时，要轻轻带上门；进入会场均要显得有礼，主动向面试官及在座人员打招呼问好；坐椅子时，坐姿要端正，表情要自然；听话时目光要始终注视问话人，不可东张西望；倾听后要用微笑、点头或应答表示领会；不可随意打断面试官的问话，要有耐性等面试官把话说清楚再作答；面试结束后，要表示答谢，在面试官示意后，方可走出面试现场，并致谢告辞。

第3单元　求职口才技巧

一、求职面试的语言策略

在求职面试中，条件最好的候选人并不一定总能得到所求的职位，只有在面试中表现最佳者才能成为幸运儿。面试中最难的还不是有准备的自我介绍，而是捉摸不定的灵活应答，尤其是当出现一些意料不到的令人为难的提问时，求职者便感到为难了。求职是一门艺术，面对主考场面就像一个看不见硝烟的"战场"，求职面试语言也离不开策略与技巧，只有巧妙应答，才能出奇制胜。

1. 实例证明法

为了向主考人员展示一个与众不同的形象，进而获得求职成功，求职者必须要用生动、形象的具体实例法来展示自己的特长。通过事实、相关的细节、具体做法陈述等，让自己从一个平常的陌生人，变成一个个性突出、富有情趣、充满活力的人，招聘人员很容易从众多毫无特色的求职者中记住这样一个人。

2. 审时度势法

审时度势法就是根据不同情况灵活地作答。一是要掌握好回答问题的时间，在有限的面谈时间里，要得体、有效地"展现"自己，不要漫无边际或反复陈述，过多地拖延时间。二是要读懂对方。从一个眼神、一个意识的动作、一句看似随意的问话中，破译对方的心理与真正用意，从而迅速、准确地调整自己的对策。

3. 扬长避短法

求职者极力宣扬自己的长处，并将长处同应聘工作性质有机地结合起来，意在变不利为有利。

4. 虚实并用法

现代面试如用兵打仗，无论是主考人员还是求职者，都讲究"谋略"。往往采用"虚中有实，实中有虚，虚虚实实"的方式，以达到出其不意的制胜效果。求职者在面试中适度而有效地运用"虚"与"实"，常常会起到强化自身求职"资格"和取悦、攻克对方的作用。

二、求职面试的语言技巧

面试是求职者推销自己的良机，是展示自己的才华与人格魅力的时刻。主考人员从求职者的语言中，不仅可以看出其修养、道德，也可以看出其基本素质和业务水平，并由此决定是否录用。因此，求职者掌握面谈的语言技巧，对求职者成功是大有益处的。

1. 自我介绍的语言技巧

这里所说的自我介绍，是指在面试中针对主考人员的考查提问所做的自我推销性的介绍，不同于社交场合中的对自己的姓名、年龄、工作单位等自然情况的介绍。几乎在所有的面试中都有"请介绍一下你自己""谈谈你的基本情况好吗""请谈谈你的主要优缺点"等的提问方法，这些实际上都是需要做自我介绍的问题。主考人员之所以喜欢提这样的问题，是因为这个问题有助于他们比较全面地了解求职者的工作经历、经验、特长、成绩、优缺点和语言表达能力、自我评价能力、认识问题及分析问题的能力等。因为要在短短的几分钟内对自己做介绍，介绍什么，怎样介绍，这确实不是一件容易的事，需要求职者有较强的综合能力。要恰当地做好自我介绍，必须掌握以下技巧。

（1）**有针对性，注意定位**　不同的职业岗位对求职者的性格、知识、能力等的要求是不同的。因此，在介绍时，要着重叙述与求职岗位有关的经历，这样做更容易打动对方。如果应聘推销员，就应重点介绍公关能力、口头表达能力、吃苦耐劳精神、过去的推销经验和业绩等；如果应聘教师，就应重点介绍职业道德、知识结构、语言表达能力、协调处理人际关系的能力。那些与此无关的特点、长处则没有必要多介绍。

在面试中，求职者是完整地表达"真实的自己"，还是只表达适合自己所求职位的自己？有经验的人士认为，初入职场者应选择后者；而那些职场老将，特别是那些谋求管理层职位的人，最好选择前者。

（2）**处理好详略和虚实的关系**　求职面试的自我介绍，要求求职者简明扼要、突出重点地进行介绍，切忌报流水账，平铺直叙，面面俱到，重点不突出。在"择优录用"的面试考核中，自己的闪光点应详讲、实讲，以突出自己属于"优者"，具备录用条件，而对不可回避的弱势方面，则应略讲、虚讲，以便扬长避短。

（3）**分寸适度，用事例说明成绩**　在自我介绍中，要尽量避免对自己做过多的夸张，一般不宜用"很""第一""最"等表示极端的词来赞美自己。应尽可能避免一些夸大的形容词，把话讲得客观真实，尽量用实际的事例去证明你所说的，最好用真实的事例来显露你的才华给面试官。假如各方面的能力表现并不出色，若能用朴素诚实的语言来介绍自己，为自己树立一个诚实朴素的形象，同样也可以达到较好的效果。

（4）化独白为沟通　　很多求职者在进行自我介绍时，往往容易忽略一个问题，即脱离不了"自我"这个中心。在求职面试场上，如果应聘者在自我介绍时，一味在"我怎么样"中兜圈，很容易使面试官反感。聪明的应聘者，就懂得如何化自我介绍为一场应聘者与面试官之间的谈话。这样既可以减弱"自我"的意识，又可以缩短求职者与面试官之间的距离。

2. 推销自己的语言技巧

善于推销自己，在面试语言的运用中就要做到：进入面试地点，不可贸然而入，而应礼貌通报；进办公室后，正确称呼对方，得体地与对方打招呼，缩短双方的心理距离；面试中语言诚恳、热情；自我介绍与问答时敢于肯定自己的特长、优势和能力，巧妙地扬长避短；面试结束时，不管有无录用希望，都应向对方衷心道谢，体现出良好的品德与修养。

3. 提出问题的语言技巧

在面试中，求职者绝不是一个被动的受审者，只能回答主考人员的提问。其实，求职者同样可以反客为主，向主考人员提问。提出一个好的提问，胜过简历中的无数笔墨，会让面试官刮目相看。但要在面试中巧妙地进行有利于自己的提问，还应注意运用一些技巧。

（1）注意提问的时间　　不要毫无目的地提问，更不可颠三倒四，反反复复提那么几个问题。要把不同的问题安排在面试谈话不同的阶段提出。有的问题可以在一开始就提出，有的可以在谈话进程中提出，有的则应在快结束时再提出。

（2）所提问题要与求职有关　　一般说来，与求职有关的问题有：该单位该职务所需人员的知识结构、能力结构与素质要求等；该职业劳动性质、任务、岗位状况；该单位用人方式、内部分配制度、管理方式；该单位经济效益、社会效益、管理状况等。

（3）注意提问的方式和语气　　有的问题，可以直截了当地提出来；而有些问题，则应委婉、含蓄地提出。如了解自己应聘职务后每月会有多少收入等问题，就不宜直接问："我每月能拿多少钱？"而应婉转地说："贵公司有什么奖惩规定？""贵公司实行怎么样的分配制度？"等等，因为这些清楚了，自己对照一下也就知道会有多少收入了。在询问时，一定要注意语气，要给人一种诚挚、受到尊重的感觉。

（4）不要提模棱两可、似是而非的问题　　从提问中可以看出提问者的知识水平、思维方式、个人利益价值观等，这都是事关能否录用，所以绝不可信口开河，马马虎虎对待。所以，凡提到与职业、事业有关的问题，一定要明确，特别是不能不懂装懂，提出一些幼稚可笑的问题。

4. 解除困境的语言技巧

有些主考人员，经常喜欢向求职者提一些令人为难的问题。因此，在面试遇到困境时，

要学会走出困境。有以下几种技巧:

(1)诚实坦率,不必掩饰 对面试中实在不会的问题,就应坦诚回答"不会"或"不清楚",既不要支支吾吾,也不要不懂装懂,否则主考人员进一步追问,情况会更糟。坦然地做出回答,反而能给人留下诚实、坦率的好印象,可以变不利为有利。

(2)改变刁难人的问话模式 刁难人的问话,常有一定的模式,如"这么说,你就……""假如……你是不是……""不是……就是……"等,对于这类难以回答的问题,首先要打破其问话的前提,或者对前提加以更正,如果前提条件不存在了或变了,难堪的问题也就不用回答了。另外,还得明白其问话的真正用意。主考人员很可能希望求职者就此问题谈点别的什么。如果不明用意,可以说,"我猜想,你的意思是……"趁机把问题限制一下。

(3)让结论寓于答话之中 求职者说希望换个工作,主考人员以此推断他可能不安心工作,于是提出"跳槽"问题。如果求职者说"我不跳槽",那就无法解释为何要换工作;如果说"我会跳槽",则印证了主考人员的推论。遇到这类两难的问题,最好不要贸然回答,应避开主考人员的话题,回到自己的话题,强调期望换工作是为了就近照顾年老体弱的父母,或与所学专业不对口等,暗示这是客观原因,而非主观原因,从而巧妙地改变面试人员问话的意图。

每章一练

1. 求职的原则有什么?
2. 求职口才的特点是什么?
3. 求职前需要做哪些准备工作?
4. 求职口才有什么技巧?试举一例说明。

参考文献

[1] 毕雨亭．演讲与口才 [M]．北京：清华大学出版社，2019．

[2] 胡伟，邹秋珍．演讲与口才 [M]．北京：清华大学出版社，2013．

[3] 余珊，王薇薇．演讲与口才 [M]．成都：西南交通大学出版社，2019．

[4] 刘德胜．演讲与口才 [M]．北京：航空工业出版社，2019．

[5] 张晶，蒋红梅．演讲与口才 [M]．北京：人民邮电出版社，2020．

[6] 吴薇，王宝勋．演讲与口才 [M]．北京：北京邮电大学出版社，2012．

[7] 王晓莉．演讲与口才 [M]．北京：机械工业出版社，2015．

[8] 沈可．演讲与口才 [M] 北京：中国纺织出版社有限公司，2019．

[9] 沙聪颖，李占文，由靖涵．演讲与口才 [M]．镇江：江苏大学出版社，2014．

[10] 鲁迅．鲁迅演讲集 [M]．北京：生活·读书·新知三联书店，2017．

[11] 傅建成．名家演讲集萃 [M]．西安：陕西旅游出版社，1995．

[12] 马寅初．马寅初演讲集（第四集）[M]．上海：商务印书馆，1928．

[13] 傅春丹．案例式演讲与口才 [M]．广州：广东高等教育出版社，2005．